痛风

食疗全书

有这本就够了

畅销升级版

高振军 杨栋 主编

U0389836

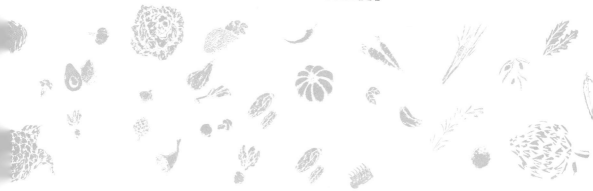

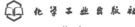

化学工业出版社

·北京·

图书在版编目（CIP）数据

痛风食疗全书：有这本就够了（畅销升级版）/高振军，
杨栋主编.—北京：化学工业出版社，2017.7（2023.11重印）
ISBN 978-7-122-29954-3

Ⅰ.①痛… Ⅱ.①高… ②杨… Ⅲ.①痛风-食物疗法-
食谱 Ⅳ.①R247.1 ②TS972.161

中国版本图书馆CIP数据核字（2017）第136754号

责任编辑：傅四周 装帧设计：尹琳琳
责任校对：边　涛

出版发行：化学工业出版社（北京市东城区青年湖南街13号　邮政编码100011）
印　　装：中煤（北京）印务有限公司
710mm×1000mm　1/16　印张11　字数230千字　2023年11月北京第1版第7次印刷

购书咨询：010-64518888
售后服务：010-64518899
网　　址：http://www.cip.com.cn
凡购买本书，如有缺损质量问题，本社销售中心负责调换。

定　　价：35.00元

前言
PREFACE

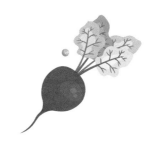

在古代，痛风一向被认为是王公贵族们才会得的"富贵病"，然而随着时代的发展，人们的生活水平发生了很大的变化，由于生活条件提高，痛风也脱离了"贵族"行列，成为了一种大众疾病，出现在社会各阶层中。

痛风在发病初期没有任何症状，因此常常被许多人忽略。它一旦发作，就会给人们带来巨大的病痛，如果治疗不及时，还会引发一系列疾病，并造成关节严重畸形。痛风发作迅猛，并且周而复始，更严重的是它没有年龄限制，小到几岁的儿童，大到七八十岁的老人均可患病，可谓危害性大、危害面广。

科学研究表明，痛风除了受遗传因素的影响外，还与人们的饮食习惯有着密不可分的关系。古人为什么把痛风称为"富贵病"？就是因为富裕的王公贵族们经常食用富含嘌呤的美味佳肴，从而提高了痛风发作的危险性。由于不合理的膳食结构而导致肥胖、营养过剩等，都容易诱发痛风，因此要减少痛风的发病率，除了必要的药物治疗外，我们要从日常生活入手，养成健康的饮食习惯。

我们为读者精心编写了本书，旨在帮助大家认识痛风、了解有关的饮食原则、选择适合吃的健康食物，教大家通过"吃"来防治痛风。本书为大家详细介绍了几十种健康、美味的痛风食谱，以及对痛风患者有益的中药材，还根据不同类型的痛风、特殊的痛风人群、痛风并发症制定了相应的饮食方案，并提醒大家规避饮食中的禁忌，达到全方位的健康。此外，本书还附有最佳中医疗法，辅助食疗来防治痛风。期望本书成为每一位痛风患者必备的保健手册，同时也能为一般大众提供健康指南。

本书由复旦大学附属中山医院青浦分院高振军、连云港市第一人民医院杨栋主编。在编写此书过程中，车燕、陈翠梅、陈萍、陈计华、杜浩、杜建华、胡玮、潘建永、解春燕、沈莹、施玲、王慧、王瑞、谢琴、杨志国、张波、张方方、张桂平、张元坤、张猛等给予大力协助，在此深表谢意。

编者

目录
Contents

不可不知的痛风基本知识

第 2 章

痛风患者需要遵守的饮食原则
痛风饮食黄金守则

痛风饮食常见误区

最适合痛风患者吃的常见食物

第 **3** 章

最经典、最权威的改善痛风食疗膳食

第 **4** 章

第 4 章

最有效、最实用的改善痛风粥汤羹品

第 5 章

羹品

第 **5** 章

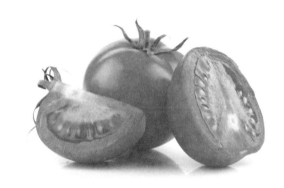

最适合痛风患者服用的中药材

第 **6** 章

第 **7** 章

痛风特殊人群的最佳饮食建议

不同时期痛风的最佳饮食方案

第 **8** 章

痛风合并症的最佳饮食方案

第 **9** 章

痛风患者的日常饮食禁忌

第 **10** 章

附录

配合痛风食疗的最佳中医疗法

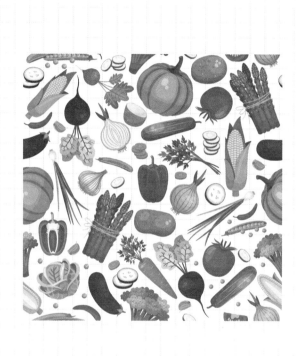

第

1

章

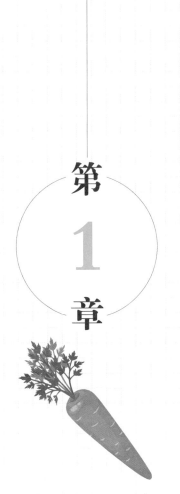

不可不知的痛风
基本知识

痛风是什么

在古时候，人们都以为痛风与富裕的生活有关，因为许多患病的人经常喝酒、吃肉。随着医学的进步，人们逐渐发现，痛风的发生是由一种叫做尿酸的物质引起的。在20世纪50年代以后，医学家不仅能精确地检测出血液中的尿酸量，还能通过显微镜清楚地观察到尿酸盐结晶，这时人们对痛风有了更科学的认识。

所谓痛风，就是人体中的嘌呤代谢失常，从而导致血液中的尿酸无法正常排出体外，在关节、软骨或肾脏处越积越多，最终引发一系列组织炎症。同时痛风的发病有很强的异质性，除了我们常见的高尿酸血症外，还可能伴有急性关节炎、痛风石、慢性关节炎、关节畸形、慢性间质性肾炎与尿酸性尿路结石等病症。由此看来，患有高尿酸血症的人不一定出现痛风症状，但是痛风患者的尿酸含量一定高于正常指标。

我国痛风患者的状况

无论是在西方还是东方，痛风随处可见，它是一种世界性疾病，由于地理环境、饮食习惯、种族差异等原因，在不同的国家、地区，痛风患者又有着不同的状况。

就我国来说，在以前较低的生活水平下，痛风的发病率比较低，是一种很少见的疾病，因为那时人们的饮食中动物性食物（此类食物含有较高的嘌呤）很少。随着生活水平的逐渐提高，人们的饮食发生了很大变化，许多高能量、高嘌呤的动物性食物摄入量明显增加，这也给人们的健康埋下了诸多隐患，痛风即是其中之一。

相比较而言，我国南方地区的痛风患病率要高于北方地区，这与南北饮食结构的差异有着密切关系。在1998年，有调查研究显示，上海地区的痛风比例已经达到3.4%，这一指数与美国的痛风患病率极其接近。根据最近几年的研究表明，我国人民出现高尿酸血症的概率将近10%，其中患上痛风的人数比例达到20%～30%，这一指数不得不让我们提高警惕。

发展至今，痛风早已不是以前稀有的"富贵病"，而成为了一种潜伏在大众身边的常见疾病。它除了会给患者带来应有的危害外，还会引发一系列并发症，并且对人体造成更大的伤害。因此，我们必须认真、严肃地对待痛风，积极采取防治措施。

痛风与遗传有关系吗

是的，痛风与遗传有着密切的关系。在20世纪30年代，医学界发现了痛风与遗传的关系，并把它确定为一种遗传缺陷性疾病。

根据资料显示，家族中有痛风病史的人，其发生痛风的概率更大。一般来说，如果痛风患者的年龄很小，那么其受家族遗传的概率就很大，而且年龄越小，家族遗传的概率越大。有相关报道证明，12 ~ 19岁之间的痛风患者中大约80%的人有家族史，25岁的痛风患者中50%的人有家族史。不仅如此，还有研究表明，在痛风患者的近亲中有15% ~ 25%的人容易出现高尿酸血症。由此可见，遗传对痛风的影响之大。

那么，痛风为什么会出现遗传呢？它是通过什么方式来遗传的呢？如果有痛风家族史，就一定会患痛风吗？与其他遗传性疾病一样，痛风遗传的本质起源于基因突变。人体中有一些专门控制尿酸生成的酶，当这些酶的基因发生突变时，人体内的尿酸代谢就变得异常，出现尿酸堆积的现象，从而导致痛风的发生。现代医学研究表明，痛风的遗传方式主要是常染色体隐性遗传。尽管痛风的遗传倾向很高，但并不是说有家族史的人一定会患痛风，痛风的遗传还会受到年龄、性别、饮食习惯、肾脏功能等因素的影响。因此，大家要积极做好定期检查，一旦发现痛风疾病，要马上治疗。

什么是尿酸

我们已经知道痛风与尿酸有着密不可分的关系，那么什么是尿酸呢？它是嘌呤代谢的产物，我们可以将它归为人体的"垃圾"。它是一种有机化合物，主要由碳、氮、氢、氧构成。在人体血液中，尿酸的存在形式常常为游离型和结合型两种，在正常的情况下，这两种形式处在一种动态平衡的状态中，会随着汗液、尿液等排出体外。然而如果发生病变，尿酸无法及时排出体外，就会形成对人体有害的结晶，沉积在关节、骨骼、肾脏等地方，最终形成痛风。

那么人体中的尿酸是从哪里来的呢？一般来说，它主要来源于外部、内在两大因素。产生尿酸的外部因素就是富含嘌呤的食物，这些食物产生的尿酸大约占人体尿酸总量的一小部分；影响尿酸的内在因素就是人体的内部代谢，氨基酸、核苷酸等小分子化合物是产生尿酸的主要成分，它们代谢产生的尿酸占人体尿酸总量的大部分。由此可以看出，内在因素对尿酸的含量具有很大的影响，一旦人体内的尿酸代谢紊乱，那么很容易产生高尿酸血症，并引发痛风。

当然内外因素是互相制约的，要预防痛风的发生，外部因素也起着重要的作用，如果饮食不当，很容易引发内部紊乱，导致痛风发生。

尿酸的代谢过程

在前面我们已经提过，尿酸是嘌呤代谢的产物。要了解尿酸的代谢过程，我们就要对嘌呤有所认识。嘌呤来源于核酸，它是核酸分解的产物，那么核酸又是从哪里来的呢？它主要是从人体本身的细胞和食物的细胞中产生的。也就是说，核酸分解产生嘌呤，嘌呤分解又产生尿酸。

　　当然，尿酸的代谢过程并没有这么简单，核酸需要经过一系列复杂的途径才能最终形成尿酸，这些途径数目繁多，而且各种途径通过交叉点上的中间代谢物相互作用、相互转化。例如，核酸经过分解生成腺嘌呤核苷酸，然后再生成腺嘌呤，腺嘌呤又分解为黄嘌呤，最终形成尿酸；再比如，核酸分解为鸟嘌呤核苷酸，再分解为鸟嘌呤，鸟嘌呤又分解为黄嘌呤，最终形成尿酸。这两种途径看起来很明了，其实中间还省去了许多繁杂的环节，不过由此我们可以看出，嘌呤在尿酸的代谢中起着至关重要的作用。

　　正常情况下，人体内的嘌呤无论是合成还是代谢，都保持着稳定、平衡的速度，这时人体产生的尿酸含量和排泄量也是基本稳定的。例如1/3的尿酸产自食物，2/3的尿酸由人体内部合成，其排泄有1/3通过肠道，2/3通过肾脏。如果嘌呤代谢出现异常，尿酸的排泄量减少，那么人体中的尿酸含量就会升高，从而导致高尿酸血症，进而引发痛风。

尿酸值的影响因素

　　影响尿酸值的因素非常多而且很复杂，除了我们之前提到过的遗传因素外，地域、年龄、种族、饮食习惯、性别等也起着重要影响。因此，不同的人患痛风的风险也有所不同。

　　就拿年龄来说吧，一般而言，人类从幼儿到青春期这段期间，尿酸值处于相对稳定的状态，青春期过后，就会不断向上攀升，患痛风的概率也会逐年增加。

　　再比如说性别，男性的尿酸值增长比较快，从青春期过后就一直保持在较高的水平，到了50岁则达到最高值，发生痛风的概率就会很高。而在青春期后，女性的尿酸值则相对比较稳定，不过到了更年期，其尿酸值就会逐渐增高，并开始接近男性的指数，此时女性患痛风的概率就变高了。

　　另外，从饮食结构来看，经常喝酒、吃大鱼大肉的人，尤其是肥胖者，其尿酸值就要比普通人高，患痛风的风险也会很高。

尿酸高和痛风的关系

　　前面我们曾提到过，尿酸和痛风之间的关系是密不可分的，那么尿酸过高就是痛风吗？其实不然，因为代谢综合征的症状之一也是尿酸过高。尿酸过高的原因除了前面我们已经提到的过多食用了高嘌呤食物外，还有可能是由于长时间运动后没有喝水、肾脏疾病或器官老化等情况造成的，这些情况都是暂时的尿酸过高，属于正常的现象，并不是痛风。所以我们在日常生活中，一定要注意区分尿酸过高和痛风的关系，痛风患者的尿酸的确会过高，但尿酸高并不一定就是痛风。

高尿酸血症是什么

要判定自己的尿酸值高还是低，就要清楚正常的数值。就我国人民而言，一般正常的尿酸值大约如下。

男性：149～416微摩尔/升

女性：89～357微摩尔/升

儿童：180～300微摩尔/升

由于地域、检测方法等因素的不同，有些地方的正常参考数值可能有所不同，不过差异不大，大家可以当地医院的标准来参考。

一旦尿酸值达到或超过420微摩尔/升时，就会引发痛风。因此，大家要密切关注尿酸值，定期检查，采取积极的防治措施。

高尿酸血症的危害

高尿酸血症通常没有什么明显症状，所以很多人认为高尿酸血症并没有什么危害。实际上，高尿酸血症是痛风的前奏，如果控制不当或任其长期发展下去，就会引发或者并发包括痛风在内的多种危害人体健康的疾病。高尿酸血症发展为痛风的概率为5%～12%，长期下去可能会引发痛风性关节炎。此外，高尿酸血症还和高血压、糖尿病等有着密切的联系。

痛风的诱因有哪些

诱发痛风的因素很多，一般来说主要有以下几个方面。

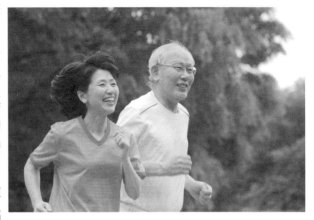

饮食习惯。一些人对日常饮食不加以控制，经常食用一些富含嘌呤的食物，如火锅、酒、海鲜等，尤其是在节假日、婚宴、聚会等时间或场合，贪图美食享受很容易让人忽略潜在的危险，从而诱发痛风。

关节损伤。无论是轻微的摩擦，还是严重的碰伤，都能诱发痛风。这是因为局部组织受到伤害后，尿酸盐会脱落，从而引起痛风发作。因此痛风易患人群在平时要密切关注自身的行为，避免穿不合适的鞋，也不要从事剧烈的运动，如快跑等，以免出现扭伤、碰伤等伤害。

职业。某些职业，如司机、机器操作员等，他们的某个关节长期保持一个姿态或者重复某个动作，这样很容易给关节带来慢性损伤，从而诱发痛风。

药物。有些人长期服用利尿药物、胰岛素、青霉素、抑制尿酸合成药物等，这些药物很容易导致痛风急性发作。

铅中毒。当人体内的铅含量超标时，肾脏会受到损害，不利于尿酸排泄，久而久之就会引发痛风急性发作。

高尿酸血症。一个人如果出现高尿酸血症的症状，那么很容易在内科疾病发病期间或者做完外科手术后出现痛风急性发作。

痛风的发展期是什么

从"痛风"的字面，我们可以对这种疾病的症状有一个简单的了解。首先这种疾病发生时，会引起关节的剧烈疼痛；其次这种疾病的发病时间比较短，通常在一周左右，就好像"风"一样刮完就过去了，隔一段时期后，还会再次出现。在医学上，我们将痛风的症状表现大致分为下面这四个时期。

（一）痛风前期

又称无症状高尿酸血症期，所谓无症状，是因为处在这一时期的患者没有任何关节疼痛的表现，但是血液中的尿酸值超出正常指数。如果患者在这一时期及时采取治疗措施，那么就会有效控制病情，不会发展为痛风。

（二）痛风早期

又被称作急性痛风性关节炎发作期。如果高尿酸血症治疗不及时、不彻底，就会出现此类症状。患者的关节处会出现红肿、发热等现象，痛感十分强烈。许多人先从脚趾的大拇指关节发病，有时也会发生在踝关节、膝关节、肘关节等部位。这一症状通常在寒凉的春秋季节出现，发作周期通常在一年之内，也有许多年发作一次的，还有终身不再发作的，但这种概率很小。

（三）痛风中期

又叫做痛风石及慢性关节炎期。这个时期的痛风关节炎是因为急性反复发作而导致关节出现轻重不同的骨破坏与功能障碍，进而成为了慢性痛风性关节炎。另外一个特点就是关节处会长有痛风石，有的痛风石大如鸡蛋，有的痛风石小如芝麻，无论是什么形状的痛风石都会给关节造成损伤，使关节出现畸形。除此之外，也有可能出现尿酸性肾病及肾结石，肾功能也有可能会衰退。

（四）痛风晚期

这一时期，患者的关节会出现严重畸形并伴有功能性障碍，痛风石也会比前期严重，数量不断增多，体积逐步增大，同时会有白色的尿盐结晶出现。除此以外，还会出现痛风性肾病、尿路结石、慢性肾功能衰竭等症状，进而又会导致肾功能障碍出现尿毒症的严重病情。

痛风的类型有几种

根据高尿酸出现的原因，我们将痛风分为两大类：原发性痛风和继发性痛风。下面，我们就为大家详细介绍一下这些不同类型的痛风。

（一）原发性痛风

在痛风患者中，这一类型的痛风高达90%，有一定的遗传倾向，其中有阳性家族史的人占10%～20%。在原发性患者中除了约1%的患者是因先天性酶缺陷造成之外，很大一部分患者的发病原因并不清楚。近年来随着我国人民生活水平的提高，平均寿龄的增长，原发性痛风疾病已经越来越常见。

（二）继发性痛风

在痛风总数中，这一类型的比重占到5%～10%。继发性痛风的发病原因很明确，一般是由某些疾病或药物引发而致，如一些血液病、肾脏病或呋塞米、乙胺丁醇、水杨酸类及烟酸等药物的服用都可能引起继发性痛风病。此外，由于烧伤、挫伤及过度运动导致的组织破坏，或摄入蛋白质过量、酗酒、铅中毒、铍中毒、乳酸中毒等都可以诱发继发性痛风。

除了上面的分类，我们还可以按照尿酸生成和代谢的状况，将痛风细分为尿酸生成过多型和尿酸排泄减少型。

（一）尿酸生成过多型

这一类型的痛风疾病属于高排泄型，当人体内的核酸代谢速度过快，产生大量嘌呤，从而导致尿酸在体内大量堆积时，就会出现尿酸生成过多型的痛风。此外，人体内的一些酶活性变得异常，也会导致嘌呤代谢旺盛，造成这一类型痛风的出现。

（二）尿酸排泄减少型

我们人体内的游离尿酸经肾脏排出的约占2/3，另外的1/3是在结肠中被细菌降解，转化成氨和二氧化碳后由消化道随肠液排出。排泄减少型的痛风患者并不是因为核酸代谢的速度过快，而是因为肾脏出现问题，导致尿酸排泄不及时而造成的。

痛风的合并症有哪些

有时候痛风也会伴随其他一些疾病，那么它有哪些常见的合并症呢？下面我们就给大家详细介绍一下。

（1）痛风合并肥胖症。在痛风患者中，大约有一半的人属于这类合并症，之所以会出现这种现象，与人们的饮食习惯、运动量等因素有关。

（2）痛风合并高血压。这类合并症患者的比重也高达50%左右，主要与饮食习惯、遗传等因素有关。

（3）痛风合并高血脂。这类合并症患者常暴饮暴食，且多有肥胖现象，因此合并高脂血症的较多。

（4）痛风合并糖尿病。在痛风患者中，大约有20%的患者属于这一类型的合并症，这与饮食习惯、遗传等因素有密切关系。

除此之外，痛风还有一些并发症，如动脉粥样硬化、肾结石等，在防治这些疾病的时候，我们要根据不同的症状采取相关的治疗措施。

痛风的诊断依据是什么

随着医学的发展，诊断痛风并不是一件难事。目前，国内外判断痛风的依据主要有以下三个方面，只要满足其中任何一项，就可以诊断为痛风。

（1）关节液中出现尿酸盐结晶体，而且形态特异。

（2）关节上出现痛风石，并且能够通过显微镜或化学方法观察到尿酸盐结晶。

（3）下列症状中出现6条或6条以上。

① 出现过1次或1次以上的急性关节炎。

② 1天之内，炎症表现达到高峰。

③ 出现单关节炎。

④ 关节出现发红现象。

⑤ 第一跖趾关节出现肿胀、疼痛现象。

⑥ 单侧关节炎发作，同时影响到第一跖趾关节。

⑦ 单侧关节炎发作，同时影响到跗骨关节。

⑧ 出现可疑的痛风石。

⑨ 出现高尿酸血症。

⑩ X线检测出关节内出现不对称的肿胀。

⑪ X线检测出骨皮质下囊肿没有伴随骨质糜烂。

⑫ 关节炎发作时，关节液微生物培养阴性。

鉴别痛风和其他骨关节疾病

痛风性关节炎和其他骨关节炎都会导致关节红肿、疼痛。那如何分辨出关节疼痛是否是痛风呢？据研究表明，痛风的关节疼痛属于单关节疼痛，表现为疼痛只发生在一侧，而类风湿性关节炎等其他的关节炎疾病属于对称性关节疼痛，痛感在两侧关节。下面给大家简要介绍一下其他骨关节炎的特点。

（1）类风湿关节炎的特点：多发作于女性，通常有小关节疼痛、以关节为中心开始肿胀、骨质疏松等特点。

（2）足部急性蜂窝组织炎的特点：发作人群不受年龄限制，发作时扩散迅速，不易抑制，可在夜间发作，但治疗后复发次数较少。

（3）单纯母趾滑囊炎的特点：可由鞋子等外力的局部摩擦形成，疼痛程度较轻。

（4）假性痛风的特点：多发作于老人，发作时多是大关节疼痛，急性发作时的症状与痛风较像，可在夜间发作。

痛风有哪些易患人群

根据性别、年龄等方面的因素，不同的人群患痛风的概率有所不同。

从性别来看，男性患痛风的概率要高于女性。有研究表明，在痛风患者中，男性的比重高达90%。为什么男性更容易患痛风呢？这与性激素有很大关系。女性的雌性激素较高，能够促进尿酸排泄，对关节炎有防治作用。因此，女性患痛风的概率小于男性。不过，当女性绝经后，体内的雌性激素就会变少，这时痛风的发病率就会提高。除了这一原因外，男性一般比女性饮酒量高，因此更容易引发痛风。

从年龄来看，痛风虽然没有特定的年龄限制，但是更容易发生在40岁以上的人群中，这主要是由于中老年人的机体功能下降引起的。

从体重方面来看，肥胖的人比体重标准的人更容易患痛风。因为肥胖者容易出现营养过剩，由肥胖症引发痛风。

从生活习惯方面来看，有酗酒、食肉、不爱运动等习惯的人更容易患痛风，因为肉含有较高的嘌呤，容易造成体内尿酸超标，而不爱运动容易引发肥胖，从而导致痛风出现。

痛风对生活的影响

痛风是一种代谢性疾病，与人们的日常生活密切相关。那么痛风对于人体有哪些具体的危害呢？

（1）痛风石。痛风的显著性病变是痛风石，它是由持续的高尿酸血症引起的。痛风石会造成关节僵硬，影响活动，严重的话还会引起骨折，甚至有被截肢的危险。

（2）关节残废。痛风的频繁发作会形成慢性痛风性关节炎，从而加剧患者的疼痛，造成关节损伤和变形，进而导致关节残废。

痛风有哪些定期检查

为了保持日常的身体健康，痛风患者应该定期去做检查，这样才能及时准确地了解自己的病情。痛风患者需要做的定期检查有称量体重、测量血压，检查血尿酸、血糖、血脂、血肌酐、血尿素氮值、尿常规等。在做了定期检查之后，痛风患者最好根据检查结果及时调整自己的饮食结构，在医生的指导下进行有效治疗，并将检查出的结果和正常数值做对比，备好个人的健康档案。

另外，在抽血查尿酸时还要注意，在抽血前一天不能喝酒，不能吃高嘌呤食物；抽血前不要进行剧烈的运动；像利尿剂、某些降压药以及氯普噻吨、阿司匹林等影响尿酸排泄的药物，可在医生指导下停用，以避免影响结果的准确性。

痛风是否可以根治

按照目前的医疗水平来说，痛风还不能得到根治，但是痛风患者也不用过于悲观。因为痛风病的发作呈间歇性，如果间隔的时间越长，那随之发作的次数就越少，对身体的影响也就越低；与此相反，如果间隔的时间越短，发作的次数就会越多，那么身体受到的损害也就会越大。所以，只要本着认真的态度，正确了解疾病发作的规律，然后配合科学健康的饮食，再加上药物的辅助治疗，就可以使尿酸值得到有效的控制。总之，尽量减少痛风发作的次数，降低疾病对身体的伤害，痛风病患者同样可以长命百岁，拥有美好的人生。

痛风如何用药物治疗

药物在防治痛风中的作用是不可忽视的，它能够有效控制痛风急性发作，防止尿酸盐结晶在关节、肾脏等部位沉积，起到保护关节、防治并发症、避免痛风转入晚期的作用。此外，通过药物治疗，人体内的尿酸合成和尿酸排泄恢复正常，能够防止痛风复发。但由于不同的药物药效不同，且有不同的副作用，因此要在医生的指导下在不同阶段选用不同的药物。

急性发作期时，最好选用能减轻疼痛的药品，以快速有效地抑制痛风关节炎症反应。这样的药品主要有三类：（1）秋水仙碱，75%的痛风患者在服用后12~18小时之内会有效控制病情，同时50%~80%的患者会有副作用。（2）非甾体类抗炎药，其中包括吲哚美辛、布洛芬、双氯芬酸钠、洛索洛芬、尼美舒利等，这类药品能有效消炎止痛解热，见效快，用法简单，且副作用少，而且对痛风患者来说服用越早会越好，目前国外已提倡首选此类药物来治疗痛风。（3）糖皮质激素，此类药物一般不提倡用静脉滴注的方法对全身施药，最好是选用对关节腔局部施药或采用肌内注射的方式进行。

慢性期时，应选用对血尿酸有降低作用的药品。如有控制尿酸合成作用的别嘌醇，能增进尿酸排出功能的丙磺舒、苯溴马隆（苯溴酮）等。另外，为别嘌醇与苯溴酮复合制剂的通益风宁片能同时起到降低血尿酸和增进血尿酸排泄的功能。

除了上面介绍的这些药品之外，像非布索坦、拉布立酶、氯沙坦及菲诺贝等一些新研制的药品都有降低尿酸的作用。下面就让我们详细地了解一下各种药物的药效及副作用（表1-1）。

表1-1　防治痛风的主要药物

药物类别	药物名称	药理作用	适应证
消炎镇痛类	秋水仙碱	抑制白细胞吞噬尿酸盐晶体，减少尿酸盐结晶的沉积，减轻炎症反应，起到消炎止痛的作用	急性痛风性关节炎，假性痛风
	吲哚美辛（消炎痛）	解热，镇痛，消炎	急慢性风湿性关节炎，痛风性关节炎
	双氯芬酸钠	抑制前列腺素合成酶，减少前列腺素合成，达到解热、消炎、镇痛作用，比吲哚美辛强2～2.5倍	痛风，类风湿性关节炎，骨关节炎，强直性脊柱炎
	萘普生钠	抑制前列腺素合成酶，减少前列腺素合成；稳定溶酶体，减少炎症物质生成	痛风，风湿性和类风湿性关节炎，强直性脊柱炎
	布洛芬（芬必得）	抑制前列腺素的合成，消炎，止痛	痛风，骨关节炎，风湿性关节炎
肾上腺皮质激素类	醋酸泼尼松	抑制并吞噬炎症细胞，消除炎症	类风湿性关节炎，肾上腺皮质功能不全症
	地塞米松	抑制炎症细胞，抗炎、抗过敏	风湿，哮喘，皮肤病
	氢化可的松	防止组织对炎症的反应，抗炎、抗过敏	类风湿性关节炎，痛风，支气管哮喘
抑制尿酸合成类	别嘌醇	抑制嘌呤氧化，减少尿酸合成，降低血液中的尿酸含量	原发性、继发性尿酸生成过多，痛风石

续表

药物类别	药物名称	药理作用	适应证
促进尿酸排出类	苯溴马隆（苯溴酮）	抑制近曲肾小管对尿酸盐再吸收，促进尿酸排泄，还可增加胃肠道对尿酸前驱物的消除，减少体内尿酸的形成	慢性痛风，原发性、继发性高尿酸血症
	丙磺舒	抑制近曲肾小管对尿酸盐再吸收，促进尿酸排泄；缓解或防止尿酸盐结节的生成，减少关节的损伤；促进已形成的尿酸盐溶解	高尿酸血症
	苯磺唑酮	抑制近曲肾小管对尿酸盐再吸收，促进尿酸排泄；缓解或防止痛风结节（痛风石）的生成；抑制血小板聚集	慢性痛风，尿酸盐结石
	爱西特	吸附肠道中的尿酸、肌酐等有害物质，促进尿酸排泄	肾功能不全症

防治痛风的药物还存在一些副作用，见表1-2。

表1-2　防治痛风药物的副作用

药物类别	副作用
镇痛消炎类	恶心、呕吐、腹痛、腹泻，长期服用会引起再生障碍性贫血、肝肾功能损伤
肾上腺皮质激素类	降低人体免疫力，骨质疏松，肌肉萎缩，导致肥胖、低血钾、肠胃溃疡、脂肪肝、胰腺炎
抑制尿酸合成类	消化不良、恶心、呕吐、腹痛、腹泻、皮疹，长期服用会引起肝脏、造血器官损伤
促进尿酸排出类	发热、皮疹，长期服用会引起肝坏死、肾病综合征、再生障碍性贫血

　　除了上述药物外，我们还可以通过中药、外用药等来防治痛风。需要注意的是，在使用药物时，要严格遵从医嘱，另外不要滥用抗生素。在用药期间，还要定时做检查，以便根据症状来调节用药。

第

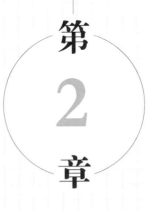

2

章

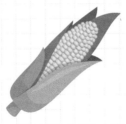

痛风患者需要遵守
的饮食原则

§痛风饮食黄金守则§

饮食中嘌呤含量要控制

痛风本身就是一种因身体内嘌呤代谢出现紊乱而引起的疾病。因此在饮食过程中，我们需要严格控制嘌呤的摄入量。一般而言，正常人每日嘌呤的摄入量应该在600～1000毫克，但是对于患有痛风的人，最好不要超过100～150毫克。如果饮食中嘌呤的摄入量超过了身体所承受的量，有可能会引起很大麻烦。急性痛风性关节炎发作期间，要严格控制嘌呤的摄入量，并用药物治疗。

在生活中，根据食物中含有的嘌呤量，我们将食物分为了高、中、低三个等级。

第一级是高嘌呤食物，此类食物中每100克就含有150～1000毫克嘌呤，见表2-1。

表2-1　高嘌呤食物

豆类及蔬菜	黄豆、香菇、扁豆、紫菜
肉类	家畜和家禽的心、肠、肝、胃、肺、肾、肚、脑、胰等内脏，肉脯、肉馅、浓肉汁
水产类	沙丁鱼、凤尾鱼等海鱼以及鱼类的鱼皮、鱼卵和鱼干，虾类、贝壳类、海参
其他	酵母粉、啤酒及各种酒类

第二级是中等嘌呤食物，此类食物中每100克含有25～150毫克嘌呤，见表2-2。

表2-2　中等嘌呤食物

豆类及其制品	豆腐、豆浆、豆奶、豆干等豆制品，绿豆、红豆、黑豆、蚕豆等干豆类，豆芽、豆苗
肉类	家畜及家禽的肉
水产类	鲤鱼、鳕鱼、比目鱼、鲈鱼、草鱼、鳗鱼、鳝鱼、螃蟹、香螺、鲍鱼、鱼翅、鱼丸
蔬菜类	菠菜、笋、四季豆、菜豆、豌豆、海带、银耳、蘑菇、菜花
油脂类及其他	花生、腰果、芝麻、栗子、莲子、杏仁

第三级是低嘌呤食物，此类食物中100克含有小于25毫克的嘌呤，见表2-3。

表2-3　低嘌呤食物

奶类	牛奶、乳酪、黄油、冰激凌
主食类	米、麦、面制品、高粱、通心粉、淀粉、马铃薯、甘薯、山芋
禽蛋及荤食	蛋类及猪血、鸡血、鸭血
蔬菜类	大部分蔬菜都在低嘌呤之列
水果类	大部分水果都在低嘌呤之列
油脂类	植物油、黄油、奶油、瓜子、核桃、榛子、干果
饮料	矿泉水、苏打水、可乐、汽水、果汁、麦乳精、可可、果冻
其他	调味品

计算每日所需热量

膳食平衡对痛风患者来说十分重要，因此大家要从饮食中摄取适当的热量，这样才能很好地控制并改善痛风症状。那么如何计算自身所需的热量呢？首先我们要了解，在总热量中，蛋白质、脂肪、碳水化合物所占的比例分别是10%～15%、20%～30%、55%～65%，在计算需要的热量时，我们应遵循营养素的比例。

表2-4中列出了每克营养素所提供的热量。

表2-4　每克营养素所提供的热量

三大营养素（1克）	热量/千卡
蛋白质	4
脂肪	9
碳水化合物	4

注：1卡=4.1840焦。

由于每个人从事的体力劳动强度不同，计算自身所需热量的标准（表2-5）也有所不同。通常体力劳动可以分为下面几个等级。

（1）极轻体力劳动。这一类型的劳动主要以坐着为主，活动量很小，如钟表修理工、文字工作者等。

（2）轻体力劳动。这一类型的劳动包括站立、轻微走动等工作，活动量较小，如售货员、教师等。

（3）中等体力劳动。这一类型的劳动主要为人们的日常活动，活动量一般，如驾驶员、学生等。

（4）重体力劳动。这一类型的劳动包括某些从事特定职业的人，活动量比较大，如舞蹈演员、炼钢工人等。

（5）极重体力劳动。这一类型的劳动强度很高，活动量非常大，如伐木工、装卸工、采矿工等。

表2-5　不同等级的体力劳动者每日每千克体重所需要的热量

等级	所需热量/千卡
极轻体力以及轻体力劳动	20~30
中等体力劳动	30~35
重体力以及极重体力劳动	35以上

此外，要计算自身所需热量我们还要从身高、体重等方面入手，在这里，大家要记住这个公式：标准体重（千克）=［身高（米）］^{2}×22，它能帮我们算出标准体重。同时我们还要结合饮食习惯来合理搭配三餐。

在每日所需的总热量中，三餐所占的比例分别是：早餐——20%；午餐——40%；晚餐——40%。

掌握了上述标准，接下来，我们就可以计算痛风患者每日所需热量了：每日所需热量（千卡）=标准体重（千克）×工作量。

为了方便大家熟悉计算方式，我们一起来看一看下面这个例子。

某位痛风病患者身高1.75米，体重大约75千克，长期从事轻体力劳动。

按照我们之前介绍的公式，可以算出其标准体重，即1.75^2×22≈67千克。轻体力劳动者每日每千克所需热量约20千卡，那么其每天需要摄取的热量就是：20×67=1340千卡。

另外，我们还可以根据三大元素在总热量中的比例，以及每克营养素所提供的热量，算出该痛风患者每日所需的三大营养素含量。

蛋白质：（1340×15%）÷4≈50克

脂肪：（1340×25%）÷9≈37克

碳水化合物：（1340×60%）÷4≈201克

利用食物交换份法

我们可以通过食品交换份法来计算痛风患者每天需要摄入的食物量。那么，什么是食品交换份法呢？它是通过食物分类，根据每一类食物每日的习惯用量，将每份食物的营养成分粗略估算出来，然后再算出每一种食物的使用量的计算方式，见表2-6~表2-12。掌握这一计算方法，痛风患者就能够合理地搭配自己的饮食，有效改善饮食结构，让三餐变得丰富多样。

表2-6　各种食物的交换份表

种类	每份质量/克	热量/千卡	蛋白质/克	脂肪/克	碳水化合物/克	主要营养素
谷物类	25	90	2	—	20	碳水化合物、膳食纤维
蔬菜类	500	90	5	—	17	无机盐、维生素、膳食纤维
水果类	200	90	1	—	21	
奶类	160	90	5	5	6	蛋白质
鱼肉蛋类	50	90	9	6	—	
干果类	15	90	4	7	2	脂肪
油类	10	90	—	10	—	

表2-7　等值谷薯类食物交换表

食物	质量/克
大米、小米、薏米、糯米	25
面粉、米粉、玉米面	25
燕麦、莜麦面	25
荞麦面	25
挂面	25
油条、苏打饼干	25
烧饼、馒头	35
马铃薯	100
鲜玉米	200

表2-8　等值蔬菜类食物交换表

食物	质量/克
大白菜、油菜	500
芹菜、莴笋、油菜	500
西葫芦、西红柿、冬瓜、苦瓜	500
黄瓜、茄子、丝瓜	500

续表

食物	质量/克
绿豆芽、海带	500
萝卜、青椒	400
南瓜、菜花	350
胡萝卜	200

表2-9 等值水果类食物交换表

食物	质量/克
梨、桃、苹果	200
橘子、橙子、柚子	200
葡萄	200
西瓜	500

表2-10 等值奶类食物交换表

食物	质量/克
牛奶	160
奶粉	20
脱脂奶粉	25
乳酪	25

表2-11 等值鱼肉蛋类食物交换表

食物	质量/克
猪肥肉	25
猪瘦肉、牛肉、羊肉	50
鸭肉	50
兔肉	100
鸡蛋	60
鸭蛋	60
草鱼、鲫鱼	80

表2-12 等值油类食物交换表

食物	质量/克
花生油、香油	10
玉米油、菜籽油	10
豆油	10
猪油	10
黄油	10

接下来，我们就可以根据这些表中的数据来计算痛风患者每日所需的食物量了。就以上一节中的痛风患者为例，我们已经知道其每日所需的蛋白质是50克，脂肪是37克，碳水化合物是201克。假设这位痛风患者每天都要食用160克牛奶和500克蔬菜的话，那么其要摄取的食物量如下。

首先是富含蛋白质的鱼肉蛋类食物。

从表2-6中我们得知，蔬菜和牛奶提供的蛋白质量为：5+5=10克。

此外还需要鱼肉蛋类食物提供的蛋白质量为：50-10=40克。

从表2-6中我们得知，1个交换单位的鱼肉蛋类食物能提供9克的蛋白质，那么这位痛风患者需要的鱼肉蛋类食物为：40÷9≈4个交换单位。

从表2-11中我们还可以得知，1个交换单位的鱼肉蛋类食物质量分别是草鱼80克、猪瘦肉50克、鸡蛋60克，那么最后该痛风患者所需的鱼肉蛋类食物总质量分别为：

鱼　80×4=320克。

或：肉　50×4=200克。

或：蛋　60×4=240克。

其次是富含脂肪的油类食物。

从表2-6中我们得知，鱼肉蛋类和牛奶提供的脂肪量为：4×6+5=29克。

此外还需要油类食物提供的脂肪量为：37-29=8克。

从表2-6中我们得知，1个交换单位油类食物能提供的脂肪量为10克，那么这位痛风患者需要的油类食物为：8÷10≈1个交换单位。

从表2-6中我们还可以得知，1个交换单位的油类食物质量是油10克，那么最后该痛风患者所需的油类食物总质量为：

油：10×1=10克。

最后是富含碳水化合物的谷物类食物。

从表2-6中我们得知，蔬菜和牛奶提供的碳水化合物量为：17+6=23克。

此外还需要谷物类食物提供的碳水化合物量为：201-23=178克。

从表2-6中我们得知，1个交换单位的谷物类食物能提供20克碳水化合物，那么这位痛风患者需要的谷物类食物为：178÷20≈9个交换单位。

从表2-6中我们还可以得知，1个交换单位的谷物类食物质量是25克，那么最后该痛风患者所需的谷物类食物总质量为：25×9=225克。

由此，这位痛风患者每日所需食物的总量就是：

蔬菜500克，牛奶160克，鱼肉蛋类三选一（鱼320克，或肉200克，或蛋240克），谷物类225克，油10克。

合理控制体重

大多数痛风患者在生活中喜欢食用高热量、高脂肪以及高蛋白质食物，这样必然就会导致营养过剩，摄取的热量过高，久而久之就会使体重增加。流行病学调查研究发现，血清尿酸盐同肥胖的程度、体表的面积以及体重指数等都是呈正相关的。在临床上观察也发现，当肥胖者的体重下降后，血清尿酸盐的含量会降低，痛风发作也会随之减少。所以对于痛风患者而言，一定要将自己的体重控制在科学、合理的范围之内。如果你的体重已经属于超重或肥胖之列，那就要适当减肥，但是在减肥时要循序渐进，以每月减少1千克最佳，将体重尽量控制在合理范围之内。切记减肥不要操之过急，如果脂肪分解过快，很有可能引起血酮体以及乳酸浓度增加，进而抑制尿酸排出体外，引发痛风急性发作。

此外，在生活中，痛风患者尽量不要食用零食，每餐不要食用过多，可以采用少食多餐的方式补充热量，避免体重增加。

不要摄入过量的蛋白质

痛风患者在摄入蛋白质时，要根据自身体重严格按照一定比例来摄取。一般而言，1千克体重可以摄取0.8~1克蛋白质，但是每天摄入蛋白质的总量最好保持在40~60克之间，最高不超过65克。从事体力劳动的人、身材消瘦的人以及老年人可以适当多食用一些。

在摄取蛋白质时，主要以植物蛋白为主，但不要食用黄豆等植物蛋白；而对于动物蛋白，我们不仅可以选择牛奶、蛋类，还可以适量食用淡水鱼。如果嘌呤长期被控制在合理范围之内，可以适当食用瘦肉、禽肉等，最好将这些肉切成块煮沸，利用去汤吃肉的方法来食用。此外，最好避免食用卤肉。

脂肪摄入量适当

脂肪具有限制尿酸排出的作用，所以在生活中我们要限制脂肪的摄入量。在摄入脂肪时，我们需要按照1千克体重摄入0.6~1克的比例，每天的摄入量最好保持在60克以下。而对于患有痛风并发高血脂的患者，最好将脂肪的摄入量控制在总热量的20%~25%之内，每天最好摄入少于50克的脂肪。在急性痛风发作期间，我们最好不要食用高脂肪食物，胆固醇的摄入量也最好控制在每天300毫克之内。

痛风患者要减少食用油炸、油煎食物以及肥肉的次数，并尽量做到不食用。摄入的脂肪也最好以植物性脂肪油为主，像大豆油、花生油、玉米油等可以适当食用，最好不要食用动物性脂肪油。

合理摄入碳水化合物

在日常生活中，经常摄入碳水化合物可以促进体内尿酸的排出，所以对于痛风患者而言，可以选择大米、玉米、面粉及其加工制成的食物。碳水化合物的摄入应该占据摄入总热量的50%～60%，甚至高达70%。但对于患有糖尿病的痛风患者，应该控制摄入碳水化合物的总量，每天可以按照每千克体重4～5克食用。

保证充足的水分供应

痛风患者的主要病症是血尿酸增高，进而导致痛风性关节炎、关节出现畸形、痛风石、肾实质损害以及尿酸性肾结石，所以治疗时需将血尿酸降下来。这就需要痛风患者在日常生活中多喝水来稀释尿液。痛风患者每天饮用液体的总量应该达到2500～3000毫升，让身体尿量的排出保持在2000毫升以上，这样就能很好地预防结石了。此外，为了防止尿液浓缩，痛风患者最好在睡前或半夜起来饮水一次。对于痛风患者而言，饮水的最佳时间应该放在进餐半个小时之前，这样可以很好地防止因饭后饮水而引起的胃胀等病症。如果在挥汗如雨的夏季，要想保持每日排尿量在2000毫升以上，痛风患者就需要采取一定措施了，比如可以减少体力消耗、待在凉爽的空调屋内等以减少汗液的排出。

痛风患者在日常饮水时也很有讲究。为了让尿酸能顺利排出体外，痛风患者在饮水时最好选择偏碱性的水。一般来说，我们常用的饮用水的pH值在6.5～8.5之间，痛风患者平时就可以饮用。此外，还可以饮用适量矿泉水。

喝水虽然不会对身体带来伤害，但对于痛风患者而言，在饮水时还是要注意以下问题。

（1）不管选择什么样的水来饮用，痛风患者每天的饮水量都要保持在2500～3000毫升，同时不可暴饮，只有这样才能顺利排出体内的尿酸。

（2）饮水时间要严格控制，最好选择在每餐半个小时之前饮用。此外，晚餐后45分钟到睡觉前和清晨起床到早餐前半个小时这两个时段也是饮水的上佳时段。

（3）在饮水时，我们习惯在口渴后再饮水，但是对于痛风患者来说，这种做法是不可取的。痛风患者在饮水时要采用积极主动的态度，不要口渴时再饮水，否则不利于更好地排出体内的尿酸。

（4）平日很多人都有饮茶的习惯，但是对于痛风患者来说，最好在餐后一个小时饮用淡茶水，同时忌饮浓茶。

（5）水虽然没有毒性，但是当痛风患者合并严重心功能不全、严重肾功能不全并有显著水肿等症状时，要适量控制饮水的量。此外，如果你的肾功能很好，那可以在饮水时加入3克左右的小苏打，用来碱化尿液，促进尿酸排出。

适当补充维生素

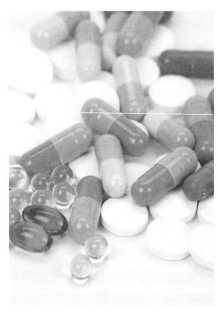

维生素是维持人类生命的几大主要物质之一，在人类生命中所产生的作用是其他物质不可替代的。所以，痛风患者在生活中要注意补充维生素，促进体内尿酸排出。其中补充维生素C是非常必要的，根据研究表明，患有痛风的男性患者在摄入足量的维生素C后，能有效降低痛风发作的概率。

虽然维生素能降低痛风患者发病的概率，但这并不意味着摄入的维生素越多越好。如果痛风患者长期大量服用维生素C，则会导致体内尿酸增多，进而诱发痛风发作。此外，维生素C是酸性的，它会使尿液中的pH值降低，进而促进结石的形成。不单单是维生素C，就连维生素A或维生素D，过多摄入也会对身体造成伤害。所以在补充维生素时，我们最好选择富含维生素的食物或蔬果，也可以饮用果汁或菜汁等，因为大部分蔬果都属于碱性食物，这些食物有利于尿酸排出体外，防止结石形成损伤肾脏。

严格禁止饮酒

酒的主要成分是乙醇，当乙醇进入体内后经过代谢会导致乳酸堆积在体内，而乳酸具有抑制尿酸排出体外的作用，从而导致体内的尿酸浓度升高，致使痛风发作，因此痛风患者必须禁止饮酒，尤其是啤酒。啤酒中含有很多鸟苷酸，在进入人体后经过代谢会产生嘌呤，再加上乙醇有抑制尿酸排出的作用，可以说是痛风患者的大敌。有研究表明，一个人饮用一瓶啤酒，会使血液中尿酸的浓度增加一倍，而这极有可能引发痛风急性发作。综上所述，痛风患者要严格禁止饮酒。

烹调方法要适当

饮食对痛风患者来说是非常重要的。合理的烹调方法，不仅能减少食品中嘌呤的含量，还能促进营养吸收，所以在为痛风患者制作美味时，要采用正确的烹调方式。比如，在制作肉食时，可以先将肉食煮熟，弃汤取肉之后再进行烹调，这样就能减少肉中嘌呤的含量了。除采用正确的烹调方式外，调味品的合理选用也至关重要。

不要摄入过多的调味品

人们常说，"食以味为先"，想要品尝到美味的食物，各种调味品自然不可缺少。但是对于痛风患者来说，调味品的添加应该慎之又慎，如果食用不当，则会引起痛风病情加重或反复发作。在为痛风患者制作美味食物时，尽量不要使用具有刺激性和浓重香味的调味品，像小茴香、八角、辣椒、咖喱、芥末、胡椒等都含有刺激自主神经的物质，可能会诱发痛风急性发作，尽量不要食用。此外，因为蔗糖和甜菜糖等成分被分解后会形成果糖，而果糖会促使体内尿酸形成，因此要尽量避免食用。

盐是调味品中最不可缺少的成员，痛风患者在食用食盐时，每天最好控制在2～5克，最多不要超过6克。尤其是患有痛风并伴有高血压、心脏病以及肾损害的人更是要限制食盐的摄入量。

安排合理的进食时间

合理的膳食对痛风患者可以说是有利而无害的。在安排进餐时，我们要坚持"少食多餐"的原则，这样不仅能让肠道持续、缓慢地吸收食物中的营养物质，还能抑制机体"空腹状态"下对血尿酸的代谢和调节，从而减少血尿酸的生成。此外，患者要避免过度进食或处于饥饿状态。过度进食会让我们难以控制嘌呤的含量，引起病情加重；而空腹或饥饿状态，虽然可以很好地控制体重，但是会因为体内脂肪分解过快，让体内乳酸增高，进而抑制尿酸排出体外，诱发痛风急性发作。

手测食物量

1.蔬菜量，两手捧：人体每天需要的蔬菜量一般在500~1000克之间，两只手能够捧起的蔬菜量基本就可以满足人体需要的最低要求。当然，痛风患者所吃的蔬菜最好是像卷心菜这样低碳水化合物的蔬菜。

2.瘦肉量，两指并：人体一天所需的瘦肉量大约为50克，即厚度差不多与我们的食指厚度相同，长度与我们的食指和中指并拢起来的长度相仿。

3.水果量，一拳头：一个拳头大小的水果基本就可以满足人体每天需要的维生素量。

4.主食量，两拳头：痛风患者每天吃馒头、花卷等淀粉类食物的量最好不要超过自己两个拳头的大小，这样基本可以满足身体的一天所需了。

§痛风饮食常见误区§

菠菜属碱性可多吃

在生活中，碱性食物主要是指钠、镁、钾以及钙元素等含量较多的蔬菜和水果等。痛风主要是因体内嘌呤代谢异常而导致尿酸成分过量，进而引发的疾病。而碱性食物的摄取，可以促进体内尿酸的排泄，从而起到缓解病情的目的。因此，很多痛风患者都认为菠菜属于碱性食物，就可以肆无忌惮地食用，那究竟痛风患者是否可以多吃菠菜呢？

医学研究证实，菠菜属于碱性食物，适当食用菠菜可以有效地减少体内的尿酸，从而可以缓和病情。另外，菠菜属于植物性粗纤维食物，不仅可以起到润肠通便的效果，而且还能够增加胰腺分泌起到助消化的功能。

虽然菠菜属于碱性食物，但是平均每100克菠菜中含有25~150毫克的嘌呤，虽不是太高，但是对痛风患者也有一定的影响。如果痛风患者食用大量菠菜，很有可能会导致病情加剧。另外，嘌呤可在水中溶解，我们在食用菠菜前可以先用水焯一下，这样会降低嘌呤的含量，但是每餐最好不要超过100克。同时，菠菜中还含有草酸成分，如果同豆制品等含钙量丰富的食物一起煮食就会形成草酸钙沉淀，因此痛风并患有草酸钙结石的患者不要吃菠菜。

建议处于痛风慢性期的患者可以适量吃一些菠菜，但是处于痛风急性发作期的患者忌吃菠菜。

多喝牛奶和矿泉水

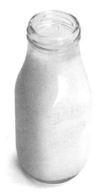

痛风属于一种代谢性疾病，主要是因嘌呤代谢异常导致体内尿酸成分持续增多，进而引发。因此降低体内尿酸含量是治疗痛风的关键所在。专家指出，低嘌呤饮食和食用碱性食物都可以起到降尿酸的效果，且有利于病情的康复。很多人认为牛奶属于低嘌呤食物，且大部分矿泉水属于碱性，因此大量饮用牛奶和矿泉水对身体是有益的。但是这种做法科学吗？

临床研究表明，牛奶中虽然含有的嘌呤成分少，但是在牛奶中存在大量的钙质成分。如果痛风伴有肝、肾功能都不好的患者饮用过量的牛奶，会使体内积累大量的钙质，而身体内过量的钙会和草酸结合，进而生成草酸钙沉淀，而草酸钙又是肾结石的主要成分，所以痛风患者不要饮用过量的牛奶。如果痛风患者不加节制地饮用牛奶，就会导致肾结石、胆结石和尿路结石等疾病。因此，建议痛风急性期患者每天对牛奶的摄入量应控制在50～70克范围内，而痛风缓解期的患者每天对牛奶的摄入量应以80～100克为宜。

大部分矿泉水虽偏碱性，但是在矿泉水中也同样存在较多的钙质成分。如果痛风患者过量饮用矿泉水也会导致痛风加剧。建议痛风患者最好饮用煮沸后的矿泉水，这样可以使钙离子和镁离子转化为水垢除掉。

多吃豆制品

很多人认为豆子或者豆制品中嘌呤含量较少，多吃一些豆类食物有利于缓解痛风，补充营养。这种想法其实是错误的。经研究发现，很多豆类食品中含有大量的嘌呤，一些豆制品中的嘌呤含量甚至高于肉类。像豆干、豆腐等豆制品，虽然经过各种加工嘌呤含量已经大大减少，但是痛风患者最好还是少吃或不吃。

不吃肉可抑制痛风复发

防止痛风复发的关键就是减少嘌呤的摄入量。很多人认为肉类属于高嘌呤食物，只要不吃肉就可以抑制病情，事实上这种做法并不完全正确。

众所周知，高嘌呤饮食会直接增加体内的嘌呤含量，从而使尿酸成分过多，最终导致痛风加剧。肉类虽然属于高嘌呤食物，但是肉类中含有人体所必需的氨基酸成分。科学研究表明，蛋白质是人体的重要组成部分，而动物蛋白与植物蛋白相比，人体对动物蛋白的吸收更容易些。且动物蛋白跟人体的蛋白质种类和结构比较接近，它还可以补充人体所必需的8种氨基酸。如果痛风患者长时间不吃肉，不但不利于疾病的康复，反而还会导致记忆力减退、免疫力降低等，甚至引发各种慢性疾病等。因此，建议痛风患者要适当选用一些低嘌呤的肉类食用，如三文鱼、瘦肉等。

不吃海产品

海鲜中有大量的嘌呤存在，食用过量会增加人体内的血尿酸浓度，从而形成高尿酸血症，导致痛风发作。那么如果不食用海鲜是不是可以抑制痛风的发生呢？事实上，并非如此。

海鲜中钙、钾、碘、铁等人体所必需的矿物质含量比一般的肉类要高。此外，鱼肉的肉质不但鲜美细腻，而且蛋白质含量较高。加上鱼肉中蛋白质的组成成分也与人体中蛋白质的组成成分相似，所以人体很容易吸收鱼肉中的营养成分。虽然大部分的海鲜不适合痛风患者食用，但是像海参之类的低嘌呤海鲜，还是可以适量食用的。

过量摄入维生素

维生素是维持我们人体健康不可缺少的有机化合物，它可以保证人体生命正常运行。因此，很多人认为痛风患者多吃维生素就有利于疾病的康复。那么这种说法是否科学呢？

在日常生活中，维生素的种类有很多种，按它的溶解性主要分为水溶性维生素和脂溶性维生素。其中，水溶性维生素主要指维生素B_1、维生素B_2、维生素B_6、维生素B_{12}、烟酸、叶酸、泛酸、维生素C以及生物素等，这些维生素可以溶解在水中。如果痛风患者摄入的水溶性维生素不足，就会引起维生素缺乏症。而脂溶性维生素主要指维生素A、维生素D、维生素E以及维生素K等，这些维生素只能溶解在脂溶剂中，而不能溶解在水中。如果痛风患者摄入过多的脂溶性维生素就会导致中毒现象。

研究表明，维生素虽然是人体不可或缺的有机成分，但是食用过量维生素会引发各种疾病。痛风患者如长期过量食用维生素C会促进尿液酸化，同时长期食用维生素D会增加血钙含量，且会导致体内产生泌尿系统结石。另外，痛风患者不要滥用B族维生素，如果摄入过多的维生素B_1，就会导致人体产生一系列不良反应，如眼花、头痛、烦躁、水肿等。此外，痛风患者如食用过多的维生素A还会造成毛发脱落、食欲不振、皮肤干燥以及瘙痒等症状。在一般情况下，人体每天通过食物摄入的维生素量已经能够满足机体的需求。如果痛风患者每天再适当地吃一些水果，就更不会导致维生素缺乏。由此可见，痛风患者对维生素的摄入量并不是越多越好。

轻视水的作用

众所周知，水是生命之源，它不仅能够维持人体正常的体温，而且它还对人体新陈代谢也起到重要的作用。导致痛风的主要原因是体内积累了过多的尿酸成分，因此治疗痛风的首要任务就是降低体内尿酸含量。当然，如果痛风患者过多食用酸性物质会增加体内尿酸成分，最终导致痛风复发。但是痛风患者如果饮用适量的水分，不仅可以增加尿酸的可溶性，从而促进尿酸的排泄，而且还能够防止尿路结石形成。因此，建议痛风患者应当饮用适量的水，保证每天水的摄入量为2000~3000毫升。

过分限制食盐的摄入量

食盐是人们日常生活中所不可缺少的物质，而且临床研究表明，人体对食盐的吸收量与高血压有着直接关系，如果痛风患者食用过量的食盐，会抑制尿酸排泄，从而使过量的尿酸沉积在组织中，最终导致痛风的反复发作，因此很多痛风患者选择过量低盐饮食甚至不再食用食盐。

其实这种做法并不是十分正确，虽然要求痛风患者低盐饮食，但是食盐中所含的钠离子是人体神经系统传递信息所不可缺少的物质。如果痛风患者过分地控制食盐的摄入量，会使细胞中堆积过多的酸性成分，从而破坏DNA的结构。另外，痛风患者缺盐，还会出现眩晕、昏厥等现象。此外，身体内过度缺少盐分，还会导致神经系统衰弱和骨质疏松症等疾病。因此，建议痛风患者适当摄入一定量的食盐，最好每天控制在2~5克，一般不超过6克。

急性期和缓解期采用相同的食谱

我们知道，痛风病有急性期和缓解期两个重要时期。而痛风又是因嘌呤代谢紊乱所引发的疾病，所以合理的饮食习惯对痛风疾病可以起到很好的辅助作用，那么是不是在痛风急性期与缓解期就可以采用相同的食谱呢？

处于痛风急性期患者要禁止食用高嘌呤食物，同时也应限制含中等嘌呤的食物，适当食用嘌呤含量低的食物。要做到每日摄入的嘌呤不超过150毫克，同时蛋白质的摄入量应控制在50~70克之间，脂肪的摄入量应小于50克。但是，处于痛风缓解期的患者要禁止食用高嘌呤食物，可以适当地食用少量中等嘌呤的食物，对于低嘌呤食物可以自由选用。保证蛋白质的每日摄入量应小于80克，肉类以60~100克为宜，建议不要喝肉类烹饪的汤。

如果痛风急性期与缓解期采用相同的食谱，会使痛风急性期的患者因饮食不当而导致病情加剧。因此，不建议痛风急性期与缓解期患者采用相同的食谱。

痛风摄入总能量越多越好

据统计，痛风疾病严重影响着人们的学习、工作和生活。为了有效地避免痛风疾病的进一步发展，最好拥有一套合理的饮食结构。既然如此，那么痛风患者是不是摄入的能量越多越好呢？

其实这种想法是错误的。虽然处于疾病期的患者需要补充一定量的能量，但对总能量的摄入量并不是多多益善。最重要的是痛风患者应当适当运动，以维持正常体重，否则就会产生酮症，从而抑制尿酸排泄，进而使痛风复发。如果痛风患者摄入过量的总能量，就会导致营养过剩，从而造成新陈代谢紊乱，进一步加快疾病的恶化速度，最终引起痛风加剧。因此，建议痛风患者每日每千克体重对总热量的摄取应控制在25~30千卡（1千卡＝4.18千焦）为宜。此外，还应以植物蛋白为主。

过分控制食物中的嘌呤含量

　　痛风主要是体内嘌呤含量异常增多，经过一系列反应，最终导致的疾病。所以，治疗痛风的关键就是限制嘌呤摄入量。既然如此，那么痛风患者是不是就可以过分控制嘌呤的摄入量呢？

　　虽然控制嘌呤含量的摄取，就可以促进尿酸排泄，进而达到缓解病情的效果，但是过分地控制机体对嘌呤的摄取，是不利于疾病康复的。因为，嘌呤是核酸的主要成分，而核酸又是维持人体生理活动的主要物质。如果痛风患者过分地控制嘌呤的摄入量，体内的低嘌呤就会过分抑制尿酸合成，从而破坏尿酸在血液中的正常浓度，进而导致新陈代谢紊乱，最终引发各种疾病。因此建议痛风患者要适当限制高嘌呤食物的摄入量，但不提倡过分的低嘌呤饮食，否则会导致营养缺乏症。

第

3

章

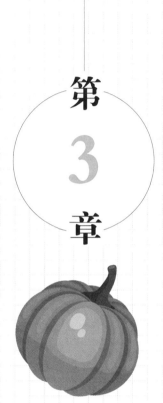

最适合痛风患者吃的
常见食物

§ 主食类 §

大米——补充碳水化合物

✤ 小常识

大米性平、味甘，有"五谷之首"的美誉。自古以来，大米就是我国重要的粮食作物，深受人们的喜爱。大米在为人们提供营养物质的同时，还能起到美容养颜的功效，经常吃大米，能让肌肤变得细腻、富有弹性。

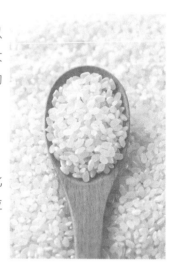

✤ 大米的营养价值

大米是人们的主食之一，它含有丰富的碳水化合物，能为人体提供充足的能量。大米的B族维生素含量很高。此外，大米中富含谷维素、花青素等成分，可以清除体内垃圾，起到抗衰老的作用。

✤ 大米与痛风

大米中含有丰富的膳食纤维，能够促进消化，减少脂肪在体内的沉积，降低肥胖者患痛风的概率。大米富含碳水化合物，用大米熬粥，不仅可以健脾开胃，还能补充人体所需能量，促进尿酸的排泄，对痛风有良好的防治作用。

温馨提示　大米的营养很容易被人体吸收，但是在熬粥的时候不要放碱。因为碱会把大米中的维生素B₁破坏掉，而人体如果缺乏维生素B₁，很容易引起脚气病。此外，在烹制大米的时候，我们最好选择"蒸"的方式，而不要选择"捞"，以免造成大米中的维生素流失，降低大米的营养价值。

玉米——预防痛风

✤ 小常识

玉米性平、味甘，是我国重要的粮食作物，而且在世界范围内也占有重要的地位。玉米不仅可以鲜吃，还可以晒干磨成面食用。我们常见的玉米种类非常丰富，按颜色可以分为黄玉米、白玉米、黑玉米等品种，按照品质又可以分为普通玉米、甜玉米、糯玉米等种类。玉米的品种多样，有着非常高的营养价值，对人体大有裨益。

玉米的营养价值

虽然玉米属于粗粮，但是它的营养价值非常高。玉米不仅富含碳水化合物、蛋白质等营养物质，还含有大量胡萝卜素、维生素B$_2$等营养成分，能为人体提供充足的营养，增强抵抗力。不仅如此，玉米中的钙元素还可以和乳制品相媲美，有助于降血压。另外，玉米富含纤维素，能净化人体，促进新陈代谢，起到防治癌症、延缓衰老等作用。

玉米与痛风

自古以来，玉米就是深受人们喜爱的粮食作物，这与它强大的营养功效有着密不可分的关系。玉米含有丰富的碳水化合物，有利尿的功效，能促进尿酸的排泄，对小便不利、水肿、痛风等具有良好的防治效果。另外，玉米中的维生素C含量非常丰富，既可以增强人体抵抗力，起到预防痛风的作用，还可以美容养颜，让肌肤焕发年轻光彩。

温馨提示　　玉米中的许多营养集中在胚尖里，因此大家在食用的时候要把胚尖全部吃掉。需要注意的是，由于玉米是粗粮，大家不要以此为主食，以免导致营养不良，最好搭配细粮一同食用，这样才能满足人体需求。

小麦——降低尿酸含量

小常识

小麦性凉、味甘，是我国北方人民最常食用的主食，也是世界人民广泛食用的粮食作物。小麦面粉经常被人们制作成各种食物，如馒头、面包、饼干等，不仅如此，小麦还可以酿酒，用途十分广泛。

小麦的营养价值

小麦中含有丰富的淀粉、蛋白质、维生素、矿物质等营养成分，能为人体提供全面的营养，让人保持充沛的精力，起到强身健体的作用。自古以来，小麦不仅担负着食用粮食的重任，还具有很高的药用价值，它能健脾、养胃、润肺，还可以消除烦躁，非常适合更年期的女性食用。此外，小麦面粉还可以美容养颜，而全麦面粉还能起到预防乳腺癌的作用。

小麦与痛风

小麦的营养价值非常高，而且属于低嘌呤食物，有利尿的作用，能降低血液中的尿酸含量，为人体补充所需能量，增强人体抵抗力，可以有效预防痛风。另外，经常食用小麦还可以起到延年益寿的作用，对痛风患者大有裨益。

我们常吃的小麦粉多是精细加工过的，某些营养成分会在加工过程中流失，因此在食用小麦粉的时候我们可以搭配一些粗粮，这样能为人体提供更加全面的营养。

黑米——降低尿酸含量，减轻肾功能损害

✠ 小常识

黑米性平、味甘，是稻米的一种，自古以来就是深受我国人民喜爱的、药食兼用的粮食。黑米的营养价值非常高，被人们誉为"黑珍珠"、"世界米中之王"等，它既可以用来煮粥，还可以烹制其他食品，同时还可以用来酿酒，用途十分广泛。

✠ 黑米的营养价值

在稻米中，黑米可以说是一种非常珍贵的品种，这与它的营养价值有着密不可分的关系。它含有丰富的碳水化合物、粗蛋白、粗脂肪等营养物质，其锌、铜、锰等微量元素是白色大米的1～3倍。此外，黑米还富含维生素C、花青素、胡萝卜素等成分，能提高人体免疫力，清除体内自由基，达到滋补、延年益寿的目的，因此还被人们誉为"长寿米"。

✠ 黑米与痛风

在稻米中，黑米还有一个响当当的名字，叫"药米"，这是因为它具有良好的药用价值。黑米富含碳水化合物和多种维生素、无机盐，能改善小便不利的症状，有助于促进尿酸排泄，起到补肾、预防痛风的作用。

黑米最适合用来熬粥，不仅口感香糯，而且营养丰富，是非常棒的滋补食品。在煮粥之前，大家可以先将黑米放入清水中浸泡一昼夜，这样可以减少熬煮时间。此外，在淘洗黑米的时候不要过分揉搓，以免营养流失，用浸泡黑米的水直接煮粥就可以。

荞麦——减少痛风并发症

✠ 小常识

荞麦性凉、味甘，是我国古老的农作物之一。虽然荞麦不像小麦、大米等食用量大，但是它凭借自身的营养价值而受到许多人欢迎，被视为保健食品。荞麦可以制作各种食物，而且带有天然的清香，能让人胃口大开。它还可以酿酒，香味四溢、酒色清冽，并具有健身功效。此外，荞麦的叶子还可以用来泡茶，营养丰富，对人体有诸多好处。

荞麦的营养价值

荞麦中富含多种氨基酸、维生素、微量元素等，不仅能满足人体所需营养，还能起到强身健体的功效。荞麦中还含有芦丁、黄酮类化合物等成分，可以保护血管，有效防治高血压、冠心病等心血管疾病。荞麦中的铬元素能调节胰岛素，起到降血糖的功效。此外，荞麦中丰富的纤维素还可以促进消化，清除体内垃圾，有效预防癌症。

荞麦与痛风

荞麦中富含植物蛋白质，经常食用不仅不会发胖，而且还可以调节人体营养平衡，非常适合痛风患者食用。除了丰富的蛋白质，荞麦还富含维生素，能起到杀菌消炎的作用，可以预防关节炎，还被冠以"消炎粮食"的美誉。另外，荞麦中的钾元素可以调节人体水分平衡、酸碱平衡，有助于防治痛风。

>
> 用荞麦制作的食物风味独特，营养美味，但是一次不要吃太多，因为它性凉，而且富含纤维素，多吃会引起肠胃不适，导致胃寒、腹泻等疾病。如果肠胃功能不好，大家最好少吃或不吃荞麦，以免加重身体负担。

薏米——保护关节

小常识

薏米性微寒、味甘淡，是药食兼用的佳品，我国早在汉代时期就已经开始种植薏米。在主食中，薏米具有非常高的营养价值。它既可以净化身体内部，让身体保持健康，又可以美容养颜，让外部肌肤焕发光彩，是深受女性喜爱的食物。

薏米的营养价值

薏米中含有丰富的蛋白质，滋补功效十分显著，在《本草纲目》中就有关于薏米功效的记载："健脾益胃，补肺清热，祛风渗湿。炊饭食，治冷气。煎饮，利小便热淋。"薏米中的维生素、微量元素等含量丰富，可以促进新陈代谢，增强体质。科学研究表明，薏米中的硒元素能起到抗癌功效，达到延年益寿的目的，在桂林地区流传的歌谣中，人们还称"薏米胜过灵芝草"，足以见得薏米的强大功效。自古以来，薏米还是美容佳品，它富含维生素E，能美白肌肤、除皱、祛痘等，备受推崇。

薏米与痛风

薏米中富含多种维生素和蛋白质，能改善人体血液、水分的代谢，起到利尿、消水肿的功效，可以促进尿酸的排泄。此外，薏米还能防治关节炎、急慢性肾炎水肿等疾病，是痛风患者的食疗佳品。

燕麦——降低胆固醇含量

✤ 小常识

燕麦性温、味甘，在我国拥有悠久的种植史。燕麦的别名很多，如莜麦、玉麦等，燕麦不仅是高营养的食物，还是良好的医疗保健品，并且是优良的饲料。此外，燕麦还荣登美国《时代》周刊，在十大健康食品中排名第五，充分展示出其自身的营养优势。

✤ 燕麦的营养价值

燕麦中含有丰富的纤维素，可以促进消化，防治便秘、肠癌等，非常适合老年人食用。它富含钙、磷、铁等微量元素，能有效防治骨质疏松、贫血等。无论是压力巨大的上班族，还是体弱多病的中老年人，燕麦都能起到良好的保健功效，它能缓解精神疲劳，促进血液循环，对脂肪肝、糖尿病等具有防治功效。此外，燕麦富含燕麦蛋白、燕麦油等成分，能够滋润肌肤、除皱、祛斑，是天然的美容护肤佳品，被誉为"天然美容师"、"植物黄金"，深受广大女性喜爱。

✤ 燕麦与痛风

许多痛风患者常常伴有高胆固醇，而燕麦含有水溶性纤维，能够减少胆固醇的沉积，有效预防心脑血管疾病、痛风等。燕麦富含蛋白质、维生素，能够增强身体抵抗力。此外，燕麦还可以促进胆酸的排泄，对老年人大有裨益。

红薯——改善体内酸碱环境

✤ 小常识

红薯性平、味甘，不仅可以当做粮食，还可以制糖、酿酒，应用非常广泛。

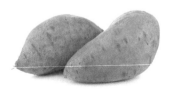

✤ 红薯的营养价值

红薯中的淀粉、膳食纤维、胡萝卜素、维生素、微量元素等营养物质含量十分丰富，营养学家称它是"营养最均衡"的保健食物，这一点丝毫不夸张。红薯有助于消化，并保护血管，能防治便秘、动脉粥样硬化等疾病。红薯中的脂肪含量低、热能低，非常适合肥胖者食用，能够起到降脂、减肥的作用。

 ## 红薯与痛风

红薯含有丰富的维生素E、维生素C，能够提高人体免疫力，起到预防痛风的作用。它属于典型的碱性食物，有预防肥胖的作用，可以降低肥胖者患痛风的概率。红薯中的蛋白质含量较低，但是富含赖氨酸，和大米、面粉等食物一同食用，能够起到营养互补的功效，满足人体对营养的需求，增强身体抵抗力。

> 温馨提示　红薯虽然营养丰富、美味可口，但是一定要控制食量，不要一次吃太多，否则很容易导致肠胃不适。另外，不要吃半生不熟的红薯，那样很容易造成消化不良，最好的食用方法就是将红薯蒸熟。

小米——改善痛风体质

小常识

小米性微寒、味甘咸，在我国的北方一般被称为"谷子"。小米的用途非常广泛，除了可以用来制作食物外，还可以酿酒，我国最早的酒就是用小米酿造的。

小米的营养价值

小米是人们生活中比较常见的食物，它含有丰富的维生素B_1、维生素B_{12}等，能够预防口角生疮、促进消化。小米还富含氨基酸、脂肪等营养物质，可以起到防止呕吐、反胃，健胃消食的作用。此外，经常吃小米还可以滋阴补血、淡化色斑。

小米与痛风

小米中的膳食纤维、钾和镁的含量较丰富，对改善痛风患者的酸性体质具有良好的效果，不仅有利于降血脂，还能促进尿酸排泄，对痛风引起的疼痛有缓解作用。此外，小米还能有效改善由紧张引起的抑郁和压抑等情绪。

 > 温馨提示　用小米熬的粥虽然营养丰富，但是小米的蛋白质含量没有大米高，所以大家在日常食用时，要注意与其他食物进行搭配，以达到均衡营养的目的。

糯米——提高肾功能

✠ 小常识

糯米性温、味甘。人们根据糯米不同的性质和特点，通常将其分为长糯米和短糯米。糯米口感软糯，富含营养，对人体有很好的温补效用。

✠ 糯米的营养价值

糯米的营养价值很高，它含有丰富的B族维生素，能够对脾胃起到很好的温补作用。此外，糯米还富含钙、磷、铁等元素，腹泻、胃寒脾虚的人吃了，会起到益气补虚、健胃补肾的效果。

✠ 糯米与痛风

体内嘌呤代谢异常会导致高尿酸血症的发生，从而引起痛风，尿酸又是通过肾脏排出体外的，而糯米的主要功效就是健胃补肾、滋阴养血，所以适当吃糯米有利于提高肾功能，从而排除尿酸、改善痛风。

> **温馨提示** 糯米中含有一种叫做支链淀粉的成分，这种成分很难消化，所以一般消化系统不好的老人、孩子或患者最好少吃。此外，糯米做成的年糕，不管是什么口味的，糖尿病和高血脂患者都要慎重食用。

§蔬菜类§

冬瓜——减轻水肿

✠ 小常识

冬瓜性微寒、味甘淡。很多人好奇，为什么冬瓜产于夏季，而名字却叫"冬瓜"？其实，这与它收获的季节没有关系，而是因为它的表皮上生有一层白粉，看起来很像霜，所以被人们称为"冬瓜"。冬瓜不仅产量高，而且耐贮存，具有很高的经济价值。由于它清凉可口，因此是夏季深受人们欢迎的蔬菜。

✠ 冬瓜的营养价值

冬瓜中含有丰富的膳食纤维，不仅能清除体内垃圾，达到预防便秘、癌症的功效，还可以净化血液，降低胆固醇、血脂、血糖的含量，起到预防高血脂、糖尿病、动脉粥样硬化等疾病的作用。此外，冬瓜含有丙醇二酸，能够促进脂肪新陈代谢，有助于减肥。

 冬瓜与痛风

冬瓜中的水分含量十分丰富，而且富含维生素C、钾盐等，能补充人体所需水分，起到利尿、消肿的作用，有效促进尿酸排泄，非常适合痛风、肾脏病、水肿、高血压患者食用。此外，冬瓜不含脂肪，能够抑制肥胖，减少因肥胖而引起痛风的概率。

> 温馨提示
> 如果肠胃不适，最好不要吃冬瓜，因为它本身属性偏凉，容易引起肠胃疾病。另外，女性在经期最好少吃冬瓜，以免引起痛经。

胡萝卜——预防痛风

 小常识

胡萝卜性平、味甘，既可以生食，也可以熟食，还可以腌制、晒干等，使用方法多种多样，是人们常吃的蔬菜之一。胡萝卜在世界范围内的分布非常广泛，而且营养丰富，深受各国人民的喜爱，因此被人们誉为了"平民人参"。

胡萝卜的营养价值

胡萝卜中含有丰富的胡萝卜素、B族维生素、维生素C等营养物质，一方面可以提高人体免疫力，预防疾病，另一方面还可以清肝明目，防治夜盲症。胡萝卜中富含植物纤维，可以清肠毒，让身体功能焕发活力，预防癌症。此外，胡萝卜中的槲皮素、山奈酚等物质还有降血糖、降血压、降血脂的作用，三高患者可以放心食用。

胡萝卜与痛风

胡萝卜是低嘌呤食物，痛风患者可以放心食用。另外，它富含多种维生素，能够增强身体抵抗力，对痛风有良好的预防功效。

> 温馨提示
> 在烹调胡萝卜时要注意，不要放太多醋，以免胡萝卜素损失。此外，胡萝卜不要和维生素C含量十分高的食物一同食用，如菠菜、辣椒、柑橘、柠檬等，因为胡萝卜含有一种能分解维生素C的酶——维生素C氧化酶，这样会破坏维生素C，降低它们的营养价值。

芹菜——降低尿酸含量

✙ 小常识

芹菜性凉、味甘辛，是药食兼用的蔬菜。人们常见的芹菜有水芹、旱芹两种。芹菜带有天然的香气，它既可以用作香料，搭配其他食物烹制，也可以单独作为蔬菜食用。由于芹菜营养丰富、香味独特，所以广受世人喜爱。

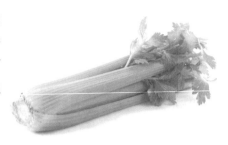

✙ 芹菜的营养价值

芹菜中富含纤维素，能够提高肠胃功能，有清肠毒、防便秘的功效，同时也是肥胖者减肥的佳选。芹菜中的铁元素含量十分丰富，能防治贫血。芹菜中还含有丰富的水分，经常食用能够清热去火、滋润肌肤，达到强身、护肤的目的。另外，芹菜还是降血糖、降血压的高手，能够有效防治糖尿病、高血压。

✙ 芹菜与痛风

芹菜中的纤维素含量非常高，它可以起到利尿的作用，促进尿酸的排泄。对于酒醉者来说，芹菜能够促进酒精排泄，减轻肠胃负担，起到护肝养胃、降低人体尿酸含量的作用。

温馨提示　许多人习惯吃芹菜茎而将芹菜叶丢掉，其实芹菜叶也是营养丰富的食物，它的维生素、胡萝卜素含量比茎还要高，而且还有安神、护肤等功效呢！

茄子——维持酸碱平衡

✙ 小常识

茄子性凉、味甘，是常见蔬菜之一。茄子的形状多样，有圆形、椭圆形、梨形等，无论是什么形状，它的营养价值都很高。茄子的食用方法也有很多种，炒、烧、蒸、凉拌等，多样的烹调方法和营养美味的口感，让茄子成为大众非常喜爱的蔬菜之一。

✙ 茄子的营养价值

茄子中含有丰富的维生素P，比其他许多蔬菜、水果高出很多，这一成分能保护血管，有效防治动脉粥样硬化、高血压、冠心病等心脑血管疾病以及坏血病，另外，茄子还有助于伤口愈合。除此之外，茄子还是抗衰老的佳品，它富含维生素E，能防止胆固醇沉积，起到延缓衰老的目的。

茄子与痛风

茄子中富含钾元素，能调节人体酸碱平衡，对预防痛风有良好效果。而且它还有清热解暑、消水肿等作用，能增强身体抵抗力，有效改善痛风症状。

> **温馨提示** 有的人习惯在吃茄子的时候将皮去掉，殊不知，茄子的皮含有非常丰富的B族维生素，对人体大有裨益。因此，在吃茄子的时候最好保留外皮。另外需要注意的是，不要吃生茄子，那样很容易中毒。

卷心菜——减少有害物质

✠ 小常识

卷心菜性平、味甘。它的别称有很多，如洋白菜、圆白菜、包心菜等。卷心菜是一种产量高、耐贮藏的蔬菜，在《本草纲目》中也有相关记载，称其"煮食甘美，其根经冬不死，春亦有英，生命力旺盛"，因此它又被人们称为"不死菜"，深受人们喜爱。

✠ 卷心菜的营养价值

卷心菜中的维生素C含量很高，能够增强人体免疫力，有效预防感冒。它含有丰富的叶酸，对孕妇、贫血患者大有裨益。科学研究表明，卷心菜的抗癌功效非常显著，在抗癌的蔬菜中排第五名。如果感觉咽喉疼痛、牙痛或者患有胃溃疡，可以适当吃一些卷心菜，它有杀菌消炎的作用，并含有一种溃疡愈合因子，能够有效治愈这些不适。此外，卷心菜的热量非常低，而且含有膳食纤维，能清肠毒，是减肥、降血糖的佳品。

✠ 卷心菜与痛风

卷心菜中含有丰富的水分和钾盐，能为人体补充充足的水分，有利尿的功效，可以促进尿酸的排泄，减少体内尿酸含量。另外，卷心菜还有安神、保护关节等作用，能有效预防关节炎。

> **温馨提示** 卷心菜富含粗纤维，如果脾胃虚寒、腹泻，最好不要食用，以免加重身体负担。另外，如果胃溃疡很严重并伴有大量出血症状或者患有肝病，要禁食卷心菜，以防加重病情。

大白菜——加速尿酸排泄

小常识

大白菜性平微寒、味甘，是原产于我国的蔬菜，在我国拥有悠久的种植史。大白菜耐冻,而且产量很好,是人们冬季常吃的蔬菜。大白菜除了作为蔬菜被人们食用外,还具有很高的药用价值,科学家研究表明,经常吃大白菜,能预防癌症、坏血病等,在民间有"鱼生火,肉生痰,白菜豆腐保平安"的说法,由此可见白菜营养之高、人气之旺。

✠ 大白菜的营养价值

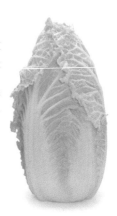

大白菜是一种药食兼用的蔬菜,它的维生素C、维生素E含量很高,不仅可以提高人体免疫力,有效防治坏血病、牙龈出血等疾病,还有美容养颜的功效,加之充足的水分,尤其适合在干燥的秋冬季节食用,能起到滋润肌肤的作用。大白菜中的粗纤维含量十分丰富,可以润肠通便,有效预防便秘、肠癌等,是减肥的佳选。此外,大白菜中含有果胶,不仅能够降低胆固醇含量,还可以防治高胆固醇、动脉粥样硬化等疾病。

✠ 大白菜与痛风

大白菜中的水分含量十分高,能及时补充人体所需水分,加速尿酸排泄。而且它含有丰富的纤维素,可以清除体内垃圾,减轻肾脏的负担,对痛风有良好的防治效果。此外,大白菜富含维生素C,可以增强身体抗病能力,降低痛风发生的概率。

 温馨提示 大白菜的营养虽然很丰富,但因其微寒,所以不适合胃寒、腹泻的人食用。另外,大家最好不要吃腐烂的大白菜,因为腐烂的大白菜含有很高的亚硝酸盐及其他有害物质,会危害人体健康。

小白菜——改善痛风症状

✠ 小常识

小白菜性平、味甘,是一种很常见的蔬菜。与大白菜略有不同,小白菜青绿、娇小,又常被人们称作"青菜",它的保鲜时间比较短,没有大白菜耐贮藏,所以要尽早吃完。小白菜的食用方法很多,煮、炒、凉拌等,无论用哪种方式烹调,都很可口。

✠ 小白菜的营养价值

小白菜富含B族维生素、泛酸等营养成分,能缓解神经紧张,有安神、镇定等功效,在考试之前吃一些小白菜,有助于保持良好的心理状态。除了B族维生素,小白菜还含有丰富的维生素A、维生素C、钾、硒等营养物质,有助于预防心脑血管疾病、癌症等。小白菜中的钙含量非常高,能防治佝偻病、骨质疏松等,非常适合儿童、老人食用。小白菜富含粗纤维,能降脂、降胆固醇、降血糖,有效预防高脂血症、动脉粥样硬化、高血压、糖尿病等疾病。此外，小白菜中的胡萝卜素含量较高，能改善肌肤，起到延缓衰老的作用。

小白菜与痛风

小白菜清爽可口，富含维生素C和水分，能提高人体抵抗力，有健脾、利尿的作用，对痛风有良好的改善功效，痛风患者可以放心食用。

> **温馨提示**　小白菜虽然营养美味，但是不要生吃，以免引起消化不良。在烹制小白菜的时候，时间不要太长，否则会让小白菜流失很多营养。

苋菜——清热利尿

小常识

苋菜性凉、味甘，自古以来就是我国人民常吃的蔬菜。苋菜口感清凉、香滑，非常适合在夏季食用，深受人们喜爱。它不仅好吃，还很好看，叶子有绿色、红色、暗紫色等，用"秀色可餐"来形容它再适合不过了。

苋菜的营养价值

苋菜含有丰富的蛋白质，极易被人体吸收，能为人体提供充足的营养。苋菜中的维生素、胡萝卜素等营养物质含量也很高，有强身健体的功效，被人们称为"长寿菜"。苋菜含有丰富的钙、铁等微量元素，能有效防治缺钙、贫血等疾病，是老少皆宜的蔬菜。此外，苋菜含有丰富的膳食纤维，能够清除体内垃圾，起到减肥、防癌的作用。

苋菜与痛风

苋菜中的水分非常充足，性凉，有清热解毒、利尿等作用，能促进尿酸排泄，降低人体尿酸含量。另外，它含有丰富的维生素，能够提高机体抗病能力，有效预防痛风。

> **温馨提示**　苋菜性凉，不适合脾胃虚寒、腹泻的人食用。此外，苋菜易熟，大家在烹调时不要长时间煮，以免降低苋菜的营养价值。

黄瓜——防止血糖过高

小常识

黄瓜性凉、味甘，是人们非常熟悉的蔬菜。黄瓜既可以生食，也可以熟食，生食清脆爽口、生津止渴，熟食香滑可口、振奋食欲。当然，黄瓜之所以受人们欢迎，不仅是因为它好吃，还因为其有显著的营养价值，经常吃黄瓜可以使人体从内到外保持健康，起到延年益寿的功效。

黄瓜的营养价值

黄瓜中含有一种葫芦素C，能够提高人体抵抗力，起到抗癌、预防肝炎的作用。它富含维生素E和黄瓜酶，有利于新陈代谢、延缓衰老，是养颜的佳品。许多人喜欢用黄瓜来减肥，这是因为它含有丙醇二酸，能够化解糖类物质，避免糖转化为脂肪，加之丰富的纤维素，还可以清肠排毒，能有效达到瘦身的目的。此外，黄瓜还富含多种维生素、矿物质，能够提高人体免疫力，对高血压、动脉粥样硬化、冠心病等有防治功效。

黄瓜与痛风

黄瓜富含水分，有清热解毒、利尿的作用，有助于尿酸排泄。它含有的葡萄糖苷、果糖等成分不参与糖代谢，故糖尿病患者食用不会升高，甚至能降血糖，对糖尿病合并痛风有良好的预防功效。另外，黄瓜含有丙氨酸、精氨酸、谷氨酰胺等成分，能够预防酒精中毒，降低饮酒引发痛风的危险。

温馨提示　　许多人习惯用黄瓜凉拌花生米，殊不知，这样的搭配对人体有负面影响。因为黄瓜性凉，花生米富含油脂，两者搭配很容易引起腹泻。因此，大家最好不要这样配菜。

丝瓜——降低尿酸含量

小常识

丝瓜性凉、味甘，是一种药食兼用的蔬菜。丝瓜的用途很多，作为蔬菜，它可以炒食、煲汤等，味道鲜美、营养丰富；作为药物，它有通乳、止咳等功效，还能强身健体。此外，把熟透的丝瓜晒干，还可以用作刷洗工具，好用又实惠。

丝瓜的营养价值

丝瓜含有丰富的维生素C，既可以预防坏血病，又可以美白肌肤，是天然的保健蔬菜。丝瓜中的B族维生素含量也非常高，能促进大脑发育、预防老年痴呆，对儿童、老人非常有益。经常食用丝瓜还可以起到抗病毒、防过敏的作用，能增强人体抵抗力。此外，丝瓜还有通乳的功效，如果女性产后奶水不足，可以适当吃一些丝瓜。

丝瓜与痛风

丝瓜中的蛋白质、碳水化合物等营养成分较高，一方面可以为身体补充所需能量，另一方面可以促进尿酸排泄，预防高尿酸。另外，丝瓜性凉，有清热解毒、利尿、活血等作用，可以有效改善痛风。

　　丝瓜中的水分极易流失，因此为了保证丝瓜的新鲜口感和营养价值，大家最好现切现做，不要长时间放置切好的丝瓜。在烹饪丝瓜的时候，要以清淡为主，这样既可以保持丝瓜的鲜嫩口感，还可以留住丝瓜的营养成分。

青椒——减少痛风发作风险

✛ 小常识

　　青椒性温热、味辛，是一种较为常见的蔬菜。青椒与我们熟知的辣椒略有不同，它的辣味非常淡，有时尝起来甚至有丝丝甜味，因此人们还称它为"菜椒"、"甜椒"。青椒不仅可以单独成菜，还可以做调味品搭配其他食物，食用方法比较多样。随着农业科技的进步，青椒渐渐衍生出其他颜色的品种，如红色、黄色等，深受人们的喜爱。

✛ 青椒的营养价值

　　青椒肉质肥厚、脆嫩，口感清爽，有开胃的功效。它含有丰富的维生素C，能提高人体免疫力，有效预防感冒、咳嗽等疾病。青椒中含有辣椒素，不仅能够抑制肿瘤细胞，具有良好的抗癌作用，而且还可以燃烧脂肪，起到减肥的目的。

✛ 青椒与痛风

　　青椒中的含水量高达90%，有止渴、利尿的功效，能够促进体内尿酸的排泄，减少痛风发生的概率。另外，青椒富含维生素，能增强身体抗病能力，对痛风有良好的防治效果。

　　烹饪的时候，大家最好用大火快炒的方式来炒制青椒，这样既可以保持它清脆的口感，还可以减少维生素C的流失，最大限度地保持其营养价值。此外，由于青椒性热，并含有辣椒素，因此患有眼疾、肠胃炎、胃溃疡等疾病，以及上火的人，最好不要吃青椒，以免加重病情。

南瓜——防止尿酸过高

✛ 小常识

　　南瓜性平、味甘，是一种很有趣的蔬菜。之所以说它有趣，是因为南瓜长得又圆又大，颜色金灿灿，非常可爱，而且在西方万圣节中还常被用来制作南瓜灯，具有很高的人气。南瓜可以说浑身是宝，它的果肉可以做蔬菜，种子能入药或做零食，具有很高的食用价值。

🔆 南瓜的营养价值

南瓜不仅长得可爱，而且营养价值非常高。南瓜富含淀粉、蛋白质、胡萝卜素、维生素、矿物质等成分，能为人体提供充足的营养。南瓜含有丰富的多糖类物质，能够提高人体免疫力，起到抗病的作用。南瓜中还含有类胡萝卜素，这种营养物质可以转化为维生素A，有助于保护视力、促进骨骼生长。南瓜中的钙、钾、锌等微量元素含量丰富，不仅能防治骨质疏松，还可以预防高血压。另外，南瓜富含果胶，既可以保护肠胃，又能够清除体内毒素，还能强健身体。

🔆 南瓜与痛风

南瓜是碱性食物，比较适合痛风患者食用。它含有丰富的矿物质和甘露醇、果胶等成分，能够减少体内垃圾，促进尿酸排泄，对预防痛风有益。除此之外，南瓜中还含有多种人体所需氨基酸，能够为机体补充能量，提高抗病能力。

温馨提示

南瓜虽然营养丰富，但是不要一次性吃太多，因为南瓜中含有丰富的胡萝卜素，一旦人体中的胡萝卜素超标，就会在皮肤的角质层中沉积下来，导致胡萝卜素黄皮症，对身体无益。

芥蓝——补充丰富的维生素C

🔆 小常识

芥蓝性凉、味甘辛，是我国南方很常见的一种蔬菜。它的食用方法多样，无论是炒食、煲汤还是配菜，都能保持鲜脆的口感和丰富的营养。自古以来，芥蓝就深受人们欢迎，宋代大文学家苏轼还曾在自己的诗中赞叹道："芥蓝如菌蕈，脆美牙颊响。"随着地域之间的联系越来越紧密，芥蓝也逐渐成为北方人民喜爱的蔬菜。

🔆 芥蓝的营养价值

芥蓝口感爽脆、风味独特，它含有一种略带苦味的有机碱，能够开胃、助消化，非常适合食欲缺乏、消化不良的人食用。它含有丰富的膳食纤维，能够清除体内垃圾、净化肠道，不仅可以防治便秘，还能降胆固醇、保护血管，有效预防动脉粥样硬化、心脏病。另外，芥蓝还有杀菌、消毒的作用，可以预防感冒、咽痛等疾病。

🔆 芥蓝与痛风

芥蓝富含维生素C，能够提高人体免疫力，预防痛风发生。此外，芥蓝中的水分含量十分高，有利尿的功效，能降低体内尿酸含量。

芥蓝的茎比较粗，不容易熟透，大家在烹制芥蓝的时候可以稍微延长一些时间，多加一些汤水，这样有助于芥蓝变熟。

白萝卜——利尿，改善痛风症状

✚ 小常识

白萝卜性凉、味甘辛，在我国有上千年的种植历史，具有很好的食用和药用价值。白萝卜既可以生吃，也可以熟食，口感清脆、营养丰富，民间还流传着"萝卜响，咯嘣脆，吃了能活百来岁"的谚语，由此可见它的人气之高。

✚ 白萝卜的营养价值

白萝卜中富含维生素C、锌等营养成分，能够提高人体抵抗力，减少疾病的发生。白萝卜中还含有丰富的芥子油，有助于开胃、促进消化。谚语中称吃了白萝卜"能活百来岁"听起来有些夸张，但是它的确具有延年益寿的作用，这是因为白萝卜中含有一种木质素，能够抗击肿瘤细胞，并且它还含有多种酶，可以分解亚硝酸胺，起到预防癌症的功效。此外，白萝卜含有淀粉酶，可以促进人体吸收淀粉、脂肪等物质，让机体保持充足的营养。

✚ 白萝卜与痛风

白萝卜属于碱性食物，而且富含汁水，既可以平衡血液中的酸碱，还有利尿的功效，对痛风有良好的改善作用。

白萝卜吃太多很容易胀气，因此大家要适量食用。由于它性凉，患有胃溃疡、胃炎、腹泻等肠胃疾病的人最好不要吃，以免加重病情。

马铃薯——防止过度肥胖

✚ 小常识

马铃薯属性平和，味道略甜，是一种十分常见的蔬菜，在世界范围内具有很高的人气，在不同的国家，它还有不同的名字呢！如在意大利，马铃薯被称为"地豆"，在法国被叫做"地苹果"，在德国又被称作"地梨"等。马铃薯不仅是人们常吃的蔬菜，还可作为粮食为人们提供充足的营养，科学研究表明，它的优点甚至比大米、面粉等粮食还要多，可谓"十全十美的食物"。

✚ 马铃薯的营养价值

马铃薯为什么"十全十美"？这与它含有丰富的营养成分、合理的营养结构有着密不可分的关系。研究表明，马铃薯中含有胡萝卜素、抗坏血酸，能够起到增强人体免疫力的功效。虽然它的蛋白质、维生素A、钙等营养含量较低，但是搭配全脂牛奶，就可以实现全面营养，让身体保持健康活力。除此之外，马铃薯富含维生素C、B族维生素、矿物质等营养成分，具有良好的保健功效。另外，它还含有柔软的膳食纤维，有利于消化、排毒，经常食用还能起到美容养颜、延年益寿的作用。

✚ 马铃薯与痛风

马铃薯富含碳水化合物，而且脂肪含量低，能够有效预防肥胖，还可以利尿，降低痛风发生的危险。

温馨提示

马铃薯一旦发芽，就不可以食用了，以免发生中毒现象。另外，一定要将马铃薯做熟再吃，这样才有利于身体健康。

洋葱——促进体内酸碱平衡

✚ 小常识

洋葱性温、味辛，既是人们熟悉的蔬菜，也是很好的调味品，在世界上的分布十分广泛。洋葱的品种很多，我们常见的有白皮、黄皮、红皮等，无论是哪个品种，洋葱都具有很高的营养价值，在国外，它还有"菜中皇后"的美誉呢！

✚ 洋葱的营养价值

洋葱的营养很丰富，它含有丰富的蛋白质、维生素以及无机盐，能够为机体提供充足的营养，增强人体免疫力。洋葱带有天然的香气，能够开胃、促消化，而且还可以杀菌消毒，有效预防感冒。洋葱含有前列腺素A，能够起到降血压的作用，适合高血压患者食用。不仅如此，它还可以降血脂、降血糖，对高血脂、糖尿病等有显著疗效。另外，洋葱中的硒元素、槲皮素含量丰富，有抑制肿瘤细胞的功效，是抗击癌症的高手。

✚ 洋葱与痛风

洋葱含有大量水分，有利尿的功效，有助于平衡人体酸碱度，起到预防痛风的作用。另外它的杀菌、消炎功效显著，能够提高人体抵抗力，对痛风有良好的改善功效。

洋葱含有可挥发的香辣味，具有很强的刺激性，因此患有眼疾、皮肤病的人最好不要切洋葱、吃洋葱，以免加重病情。此外，洋葱性温，不适合上火、肠胃不适的人食用。

莴笋——有助于排出尿酸

✤ 小常识

莴笋性凉、味甘苦，在我国南方地区种植十分普遍，不过随着生活水平的提高，北方地区也相继种植、食用莴笋，而且广受欢迎。人们常见的莴笋品种有尖叶、圆叶两种类型，无论是哪种类型，都具有很高的营养价值。

✤ 莴笋的营养价值

莴笋爽脆可口，稍微带有苦味，无论是凉拌还是热炒，都有健脾开胃、促消化的功效。莴笋含有氟元素，能保护牙齿，促进骨骼生长。莴笋富含维生素和铁，一方面可以提高人体免疫力，另一方面还能预防贫血，非常适合缺铁性贫血患者食用。此外，莴笋富含植物纤维，有清肠毒的作用，能预防便秘、肠癌等。

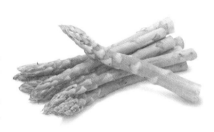

✤ 莴笋与痛风

莴笋是高钾、低钠的蔬菜，而且富含水分，能够使人体保持水分平衡，有助于尿酸排泄，减少痛风发生的概率，还可以预防高血压、水肿、心脏病等。

人们一般习惯食用莴笋的肉茎，其实莴笋的叶子也可以食用，而且营养丰富，它的胡萝卜素、维生素B$_1$、维生素B$_2$、维生素C等营养物质均高于茎。此外，莴笋叶还能够止咳，患有咳嗽的人可以放心食用。

西蓝花——降低尿酸水平

✤ 小常识

西蓝花性凉、味甘，口感爽脆，历来有"蔬菜皇冠"的称号。西蓝花是一种高纤维的蔬菜，脂肪含量低，是肥胖人群的不二选择。

✤ 西蓝花的营养价值

西蓝花的抗坏血酸成分可以促进肝脏解毒，有效提高人体免疫力，具有极高的营养价值。此外，多吃西蓝花不但可以帮助人们减少高血压、心脏病的发病率，还可以降低糖尿病患者的血糖值。

✠ 西蓝花与痛风

西蓝花中的维生素C含量比一般蔬菜中的含量都要高，能够有效增强人体的排毒功能，减少痛风的发病率，促进痛风患者排出毒素，减少体内的尿酸含量，从而达到舒缓疼痛的目的。

西蓝花营养丰富，但在烹调的时候不宜过度翻炒，这样不但会让西蓝花丧失清脆的口感，而且还会造成营养成分的流失。

§ 水果类 §

梨——加速尿酸排出

✠ 小常识

提到梨，大家一定不陌生，早在4000多年前，我国就已经开始种植梨了。我们常见的梨有秋子梨、白梨、沙梨、洋梨等，每一种都清脆爽口，别有一番风味。梨的用途很广泛，除了做水果，加工成梨干、梨脯、罐头等，还可以酿酒、制醋等。由于梨的经济价值很高，所以它对我国农业发展起着重要的作用。

✠ 梨的营养价值

在古代，梨被称作"果宗"，这是因为它不仅好吃，而且富有营养。梨含有丰富的蛋白质、维生素、矿物质等营养成分，其中B族维生素的含量尤为丰富，对心脏有良好的保护功效，还可以缓解疲劳、降血压。梨含有配糖体、鞣酸等物质，可以止咳化痰，保护咽喉。梨中的多糖类物质含量比较高，不仅能促进食欲，还可以保护肝脏。此外，梨富含果胶，能清肠毒，防治便秘等。

✠ 梨与痛风

梨清凉可口，含有大量水分，被人们冠以"天然矿泉水"的美誉，能清热解毒、利尿，煮熟食用还可以提高肾脏功能，有助于尿酸排泄，对痛风、风湿病、关节炎等疾病有良好的预防作用。

温馨提示　　梨性凉，不适合胃寒、腹泻的人食用。另外，它的糖分含量很高，患有糖尿病的人最好不吃。

苹果——促进尿酸排泄

✠ 小常识

苹果是生活中十分常见的水果，在世界范围内具有极高的人气，它的用途非常广泛，不仅可以直接食用，还可以制作甜点、果酱、烹制菜肴、酿酒等。苹果之所以这么受欢迎，除了与它的美味有关外，还与它的营养息息相关，人们常说"一天一苹果，医生远离我"，足见苹果的营养价值之高。

✠ 苹果的营养价值

苹果含有丰富的矿物质、维生素，其中维生素C含量丰富，能够提高人体免疫力，并保护血管。科学家研究表明，经常吃苹果能预防感冒，还可以提高肺功能，保护呼吸系统。苹果含有丰富的果胶、鞣酸，能够将体内的垃圾清除干净，还可以降血糖、降胆固醇，让机体保持健康活力。不仅如此，苹果还有健脑的作用，可以增强记忆力，有效预防老年痴呆，非常适合学生、老人食用。此外，苹果的天然香气还能提神醒脑、驱逐消极情绪，是缓解精神压力的佳品。

✠ 苹果与痛风

苹果是一种碱性水果，能平衡人体酸碱度，而且苹果富含水分，有利尿的功效，能促进尿酸排泄，有助于预防痛风。

温馨提示　　苹果性凉，如果患有胃寒、腹泻，最好不要吃。另外，苹果中的果酸对牙齿有害，所以在吃完苹果之后，一定要记得仔细漱口、刷牙。

葡萄——清热利尿

✠ 小常识

葡萄酸甜可口，是人们常吃的水果。它晶莹剔透，还被人们称为"水晶明珠"，足见人们对它的喜爱之情。葡萄在世界上的名气很大，尤其用来酿酒，深受人们欢迎，在我国古代就有关于葡萄酿酒的记载。此外，葡萄还可以制作葡萄干、果脯等。葡萄在世界水果中的产量高达1/4，极富经济价值。

葡萄的营养价值

葡萄富含果酸，能开胃促消化，还含有多种维生素以及钙、铁等微量元素，能增强体质，是老少皆宜的水果。葡萄含有极易被人体吸收的葡萄糖，对低血糖症状具有良好的缓解作用。葡萄含有类黄酮物质，能够抗氧化，起到延缓衰老的作用。葡萄还有白藜芦醇，能够抑制肿瘤细胞生长，是抗癌的佳品。科学家研究表明，经常吃葡萄能够降胆固醇，有效防治血栓形成。此外，葡萄还能安神、助睡眠，对失眠、神经衰弱等具有良好的防治效果。

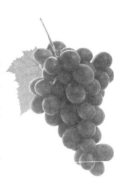

葡萄与痛风

葡萄酸甜多汁，能生津止渴，有利尿、消水肿等作用，还可以促进尿酸排泄，有效预防水肿、肾炎、痛风、风湿性关节炎等疾病。

温馨提示

葡萄含糖量非常高，患有糖尿病的人不适合食用。另外，葡萄有润肠的作用，吃完后不要立即喝水，以免引起腹泻。

香蕉——平衡人体酸碱度

小常识

香蕉是我国南方地区盛产的水果之一，在我国有两千多年的种植史，味道香甜、营养丰富，是深受南北人民喜爱的水果，同菠萝、龙眼、荔枝一同被誉为"南国四大果品"。此外，香蕉还有许多美誉，在欧洲，它被称为"快乐水果"，那是因为它不仅能缓解忧郁，还能健脑，因此又被称作"智慧之果"。

香蕉的营养价值

香蕉富含蛋白质及多种维生素，能够补充人体所需营养。其中维生素A的含量较高，能保护视力。香蕉中的磷、钾等矿物质含量丰富，一方面可以促进大脑发育，另一方面还可以降血压，适合儿童和老人食用。香蕉中含有维生素B_1、维生素B_2等物质，可以预防脚气病，促进身体发育。此外，香蕉还含有大量膳食纤维，能够清除体内垃圾，防治便秘、肥胖。

香蕉与痛风

香蕉属于高钾、低钠水果，丰富的钾元素能够降低人体尿酸含量，促进尿酸排泄，平衡人体酸碱度。另外，香蕉的热量很低，能有效抑制肥胖，对痛风合并肥胖的患者大有裨益。

温馨提示　香蕉性寒，如果患有腹泻、胃寒，最好不要吃，以免加重病情。此外，香蕉中的钾含量很高，肾炎患者要禁食。

樱桃——缓解痛风不适症状

✠ 小常识

樱桃是一种非常漂亮的水果，它小巧玲珑，晶莹红润，让人看一眼就忘不了。每到春季，樱桃就开始出现在人们的视野中，所以它还被誉为"早春第一果"、"百果第一枝"。樱桃不仅可以直接食用，还能加工成果脯、罐头等食物，另外还可以搭配其他食材烹制美食，深受人们的喜爱。

✠ 樱桃的营养价值

樱桃酸甜可口，能开胃、促消化，有助于改善食欲缺乏。它含有丰富的铁、钙等元素，能提高造血功能，有效预防贫血，并补充人体所需钙质，促进骨骼生长，预防骨质疏松，是老少皆宜的佳品。此外，樱桃还含有丰富的蛋白质、维生素C、胡萝卜素等营养物质，能够提高人体免疫力，预防疾病，还可以美容养颜，深受女性欢迎。

✠ 樱桃与痛风

樱桃中的维生素、花青素、铁元素等营养元素对血液循环有良好的促进作用，可以加速尿酸排泄，还可以消炎止痛，对痛风、关节炎所引起的不适起到缓解作用。

温馨提示　樱桃性热，不能一次性吃太多，否则很容易引起上火。肝火旺的人，患有咳嗽、溃疡的人最好不要吃樱桃，以免加重病情。另外，樱桃富含钾元素，患有肾病的人要禁食，以免引起高血钾。

桃——维持酸碱平衡

✠ 小常识

桃是一种十分常见的水果，品种很多，人们常见的有油桃、蟠桃、寿星桃等，不仅具有很高的观赏价值，还有很好的经济价值和食用价值。桃浑身是宝，果肉可以做成果汁、罐头、果脯等食品，核仁还可以入药，具有良好的药用功效。此外，桃核能够制作活性炭，用于工业原料。由于它产量高、经济价值高，因此对我国经济产业有促进作用。

桃的营养价值

桃汁味美，不仅能生津止渴，还可以为人体补充能量，具有很好的滋补功效，非常适合营养不良、气血亏虚的人食用。桃中的铁元素十分丰富，能够补血，有效防治贫血。桃富含果胶，经常食用，还可以促进消化，预防便秘。此外，吃桃能润肺、止咳，患有咳嗽的人可以适量食用。

桃与痛风

桃含有丰富的钾元素和水分，而钠含量很少，能够起到利尿、消水肿的功效，有助于尿酸排泄，保持人体酸碱平衡。此外，桃富含多种维生素，能够增强人体抗病能力，可以减少痛风发生的危险。

> 温馨提示
>
> 桃性热，不适合大量食用，否则很容易引起上火。它的糖分含量较高，如果患有糖尿病，最好少吃或不吃。另外，在吃桃之前一定要将果皮上的毛清洗干净，以免引起过敏。

柠檬——防止肾结石

小常识

柠檬是一种亚热带、热带水果，有强烈的酸味，由于孕妇喜欢食用，所以它还被称作"益母果"。柠檬的用途十分广泛，可以做调味品烹制菜肴、作茶饮、入药，还可以用来制作化妆品，具有很高的经济价值。

柠檬的营养价值

柠檬富含维生素C，能够增强人体抵抗力，有效防治坏血病，还可以美白肌肤，是天然的美容护肤品。柠檬带有天然的香气，不仅可以振奋食欲、提神醒脑，还能去除肉类食物的腥气，为食物增添许多风味。柠檬中的柠檬酸、维生素P含量非常高，能起到杀菌消毒、促进消化的作用，还能保护血管，有效防治高血压、心肌梗死等心脑血管疾病。此外，柠檬还能安胎，深受女性欢迎。

柠檬与痛风

柠檬中的有机酸含量虽然很高，但是它含有丰富的钾元素，能够平衡人体酸碱度，是碱性食品，痛风患者可以放心食用。另外，柠檬富含柠檬酸盐，能预防并溶解肾结石，有效保护肾脏。

柠檬酸味极强，不要大量食用，以免给肠胃带来不适。另外，患有胃酸、胃溃疡及有龋齿的人最好不要吃柠檬，以防加重病情。

橘子——降低患痛风的概率

✠ 小常识

橘子味道酸甜，色泽鲜艳，是一种十分常见的水果。它在我国的种植历史悠久，深受人们喜爱。橘子的果肉含有丰富的营养，而它的果皮，也就是我们熟悉的陈皮，是一味优良的中药，无论是用来泡茶，还是制作美食，都具有良好的食疗功效。

✠ 橘子的营养价值

橘子不仅酸甜可口，而且带有天然的芳香，能够让人胃口大开，改善食欲缺乏的状况。橘子中的维生素C很丰富，有助于提高人体抵抗力，还可以达到美容养颜的目的。橘子富含柠檬酸，可以消除疲劳，缓解神经紧张。橘肉上的薄皮富含纤维素和果胶，既能清除体内垃圾，还有助于降低胆固醇，防治便秘、肠癌等。橘皮中的橘皮苷具有保护血管的功效，可以防治高血压、冠心病、动脉粥样硬化等心脑血管疾病。此外，橘汁还有很强的抗癌功效，因为它含有一种可以分解致癌物的物质——诺米林，能起到延年益寿的作用。

✠ 橘子与痛风

橘子中的维生素C含量非常高，能够满足人体所需营养，增强身体抵抗力，有助于降低痛风发生的概率。另外，橘子富含果汁，有利尿的作用，对痛风有良好的防治效果。

橘子中的柠檬酸含量很高，空腹的时候最好不要吃橘子，那样会增加胃酸含量，造成身体不适。患有肠胃病的人也要禁食橘子，以免加重病情。

西瓜——降低尿酸含量

✠ 小常识

提到西瓜，很容易让人联想到它那清凉可口的味道，人们将西瓜誉为"瓜中之王"一点也不夸张，因为它不仅好吃，而且营养丰富，在夏季起到良好的解渴、消暑作用。正因为富含水分，所以西瓜还被称为"水瓜"。西瓜的品种多样，大家熟知的有普通西瓜、迷你西瓜、无籽瓜等，每一种瓜都具有很高的经济价值，深受大众喜爱。

✤ 西瓜的营养价值

西瓜富含多种维生素、微量元素，具有清热解毒的功效，能够辅助治疗肾炎、膀胱炎等疾病。西瓜富含水分，而且不含脂肪，特别适合夏季补充人体水分的损失。经常吃西瓜还能改善皮肤，起到美容养颜的作用，此外，西瓜还有降血压、降血脂等功效，高血压、高血脂患者可以放心食用。

✤ 西瓜与痛风

西瓜富含水分、糖和盐，有利尿的作用，能够促进尿酸排泄，降低体内尿酸含量，并减少人体胆色素含量，起到防治黄疸的作用。此外，西瓜还含有蛋白酶，可以促进人体对蛋白质的吸收，提高身体抵抗力，有助于预防痛风。

温馨提示　西瓜性寒，不适合身体虚弱的产妇及胃寒的人食用。另外，西瓜中的含糖量较高，糖尿病患者最好少吃或不吃。

哈密瓜——改善痛风症状

✤ 小常识

哈密瓜是我国新疆地区的特产，它是由甜瓜发展而来的，不仅带有天然香气，而且味道甘美，在国内外享有很高的美誉。当然，人们喜爱哈密瓜不只是因为其好吃，还与它含有丰富的营养成分息息相关。哈密瓜不仅是可口的水果，还具有很高的食疗价值，它的果肉可以为人们提供充足的营养，瓜皮可以做饲料，促进牲畜生长，瓜子可以制作精油，用于美容保健，是不可多得的养生水果。

✤ 哈密瓜的营养价值

哈密瓜中含有多种维生素以及钙、磷、铁等矿物质，它的维生素含量是西瓜的4～7倍，铁元素含量是鸡肉的2～3倍，能够满足人体营养需求，提高人体抵抗力，有效预防贫血。哈密瓜富含膳食纤维、果胶，可以清肠毒，预防便秘、肠癌等。在夏天食用哈密瓜，还可以起到消暑、美白肌肤的作用。

✤ 哈密瓜与痛风

哈密瓜性寒，并含有丰富的钾盐，能够生津止渴、利尿，对痛风有良好的改善功效。此外，它含有丰富的水溶性维生素C以及B族维生素，能够提高身体免疫力，起到预防痛风的作用。

哈密瓜虽然营养丰富，但是含糖量很高，不适合糖尿病患者食用。另外，它性寒，要适当食用，以免引起腹泻、消化不良等。

石榴——预防高尿酸

小常识

石榴是一种十分常见的水果，它颜色红艳喜人，而且果粒饱满，因此常被人们赋予"多子多福"的寓意，作为喜庆、吉祥的礼物，在喜庆之日互相馈赠。早在两千年前，我国就已经开始种植石榴了，自古以来，它就是深受人们喜爱的水果，不仅味道酸甜可口，而且具有很高的营养价值。除了做水果外，它的果皮还能入药，有杀菌的作用。

石榴的营养价值

石榴中含有生物碱、熊果酸等物质，不仅能杀菌，还具有收敛的功效，对痢疾、腹泻等有防治作用。石榴中的维生素、钙、磷等营养物质含量很高，能够提高人体免疫力，满足人体所需营养。经常吃石榴，还能起到美容养颜、促进消化的作用，适合女性朋友食用。此外，更年期的女性吃一些石榴，还能缓解更年期综合征。

石榴与痛风

石榴中的碳水化合物和水分含量较高，有利尿的作用，有助于尿酸排泄，预防高尿酸。另外，它富含维生素C，能增强抗病能力，对痛风有防治作用。

石榴富含糖分，血糖偏高的人最好少吃或不吃。另外，石榴性温，有收敛的功效，不适合上火、便秘的人食用。

橙子——降血脂，防痛风

小常识

橙子是一种亚热带、热带水果，是人们常吃的水果之一。橙子不仅富含营养，而且药用价值也很高，深受人们喜爱。常见的橙子有甜橙、酸橙，前者适合做水果直接食用，而后者酸涩，多用来榨汁。橙子在世界范围内的人气也很旺盛，还被誉为"世界四大名果"之一呢！

橙子的营养价值

橙子有天然的香气，而且味道酸甜可口，能够振奋食欲。它富含多种维生素，能提高人体免疫力，保护血管，对高血压、动脉粥样硬化等有防治作用。橙子中的纤维素、果胶含量丰富，能够提高肠胃功能，清除体内垃圾，有效防治便秘、肠癌等。科学家表明，在饭后喝一杯橙汁或者吃一只橙子，可以有效促进消化呢！此外，橙子还有解酒的作用，适合醉酒的人食用。

橙子与痛风

橙子中的维生素含量十分丰富，尤其是维生素C、维生素P，能够有效降血脂、降胆固醇，防治高脂血症，对痛风有预防功效。此外，橙子还有止渴的作用，能为人体补充充足的水分。

> 温馨提示
>
> 橙子含有较高的糖分，不适合糖尿病患者食用。它的营养价值虽然很高，但是不能大量食用，否则容易引起肠胃不适，而且还会造成轻微的中毒现象——胡萝卜素血症，严重的话还会出现呕吐、精神萎靡等症状。

柚子——加速尿酸排出

✠ 小常识

柚子是我国南方地区盛产的水果之一，是一种药食兼用的水果。它个大肉厚，营养丰富，深受人们的喜爱。柚子除了做水果食用外，还可以制作柚子茶，茶香而营养，具有很高的人气。柚子耐贮存，就算放置3个月也依旧香气袭人，因此人们称它为"天然水果罐头"。另外，柚子还是富有吉祥意义的水果，常被人们当做新年礼物相互馈赠呢！

✠ 柚子的营养价值

柚子含有丰富的B族维生素、维生素C、胡萝卜素、矿物质等营养成分，被医学界称作"最具食疗效益"的水果。柚子的味道集酸、甜、苦于一体，加之天然的香气，能够开胃、促消化。它含有类胰岛素成分和果胶，可以使血糖、血脂含量降低，非常适合高血脂患者、肥胖者食用。柚子中的钾元素含量丰富，能有效降血压，它还富含钙、铁等矿物质，极易被人体吸收。此外，柚子中的天然叶酸成分还有促进胎儿发育的作用，孕妇可以放心食用。

✠ 柚子与痛风

柚子是高钾、低钠水果，有利尿的功效，可以加速尿酸排出体外，对痛风具有良好的防治作用。另外，柚子还能降血糖，对痛风合并糖尿病患者有益。

> 温馨提示
>
> 柚子虽然富含营养，但是不可以大量食用，否则很容易出现恶心呕吐、血压降低等不良现象。此外，它性寒，胃寒、腹泻的人最好不吃。

木瓜——有助于排出尿酸

✠ 小常识

木瓜是一种热带水果，在我国南方地区比较常见，也深受北方人民的喜爱。在众多水果中，木瓜被冠以"百益果王"的美称，它不仅口感香甜，而且营养丰富，是美容养颜的佳品。除了做水果直接食用外，木瓜还可以用来制作果汁、菜肴等，具有良好的保健功效。

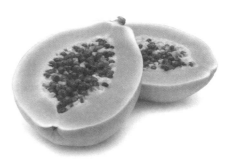

✠ 木瓜的营养价值

木瓜既可以养胃又可以降血压。它含有多种酶成分以及维生素A、B族维生素、维生素C、维生素E等多种维生素，有强身健体的作用。木瓜不仅营养丰富，而且热量低，并含有酶，能够促进消化，非常适合减肥者。木瓜中的钙、铁等微量元素含量较高，能有效防治骨质疏松、贫血等疾病。木瓜还有净化血液的作用，对高脂血症、肝功能障碍等有良好疗效。木瓜中含有番木瓜碱，能够抑制肿瘤细胞扩散，起到抗癌的作用。此外，经常吃木瓜，还可以让头发和头皮保持健康，并达到丰胸的效果呢！

✠ 木瓜与痛风

木瓜富含维生素C，比苹果要高出40多倍，能满足人体所需维生素，在提高人体免疫力的同时有助于尿酸排泄，起到预防痛风的作用。此外，木瓜含有可以抵抗炎症的化合物，能够防治关节炎、水肿等疾病。

温馨提示 木瓜是药食兼用的水果，我们一般直接食用的是番木瓜，而宣木瓜则多药用，不适合直接吃。另外，食用木瓜要适量，不要一次性吃太多，以免造成身体不适，而过敏体质的人则最好不要吃木瓜，以防出现过敏现象。

菠萝——改善水肿症状

✠ 小常识

菠萝也叫凤梨，是我国南方地区盛产的水果之一，被誉为"南国四大果品"之一。它果香浓郁、酸甜可口，深受大众欢迎。菠萝既可以做水果直接食用，也可以加工成罐头、果脯等食品，经济价值很高。此外，菠萝盆栽还具有很高的观赏价值，在家里摆放一盆菠萝，不仅能增添居室的风采，还能起到净化空气的作用呢！

✠ 菠萝的营养价值

菠萝富含汁水和香味，在炎热的夏季食用，不仅能生津止渴、开胃健脾，还可以防治中暑。菠萝含有多种营养元素，如蛋白质、维生素、矿物质等，能够为机体提供能量。菠萝中含有可以分解蛋白质的酶，如果吃太多油腻的食物，可以吃一些菠萝，对解油腻有显著效果。此外，菠萝还有减肥、美容的功效，它含有丰富的B族维生素、维生素C等成分，能够起到降脂、滋润肌肤的作用。

✠ 菠萝与痛风

菠萝富含水分，能够补充人体所需水分，有利尿的作用。此外菠萝中的酶成分能够将沉积在组织纤维中的蛋白质分解掉，有助于血液循环，有效防治炎症、水肿等疾病，对痛风有良好的预防作用。

 在食用菠萝之前，我们可以先将它放在盐水中浸泡一下，这样可以减少酸涩味，让菠萝更加可口。由于菠萝的蛋白酶容易引起过敏现象，所以不要过量食用菠萝，尤其是过敏体质的人，最好不要吃，以免引起身体不适。

猕猴桃——降低尿酸含量

✠ 小常识

猕猴桃味道酸甜，是一种口感独特、汁肉鲜美的水果。它具有美白皮肤、淡化雀斑、减缓衰老、增强免疫力等功效。此外，还能够改善消化不良。

✠ 猕猴桃的营养价值

猕猴桃是一种低钠高钾的水果，饱含维生素C，具有生津止渴、健脾利尿的作用。此外，猕猴桃还含有丰富的膳食纤维，不但可以润肠通便、促进人体的新陈代谢，还可以美容养颜、缓解压力，是改善精神压力的首选。

✠ 猕猴桃与痛风

猕猴桃所含嘌呤较低，适合因嘌呤过高而导致痛风的患者食用。此外，猕猴桃还是一种富含维生素的碱性水果，具有降低尿酸含量、促进痛风患者康复的功效。

 适量食用猕猴桃对痛风患者有一定的帮助，但食用过量，猕猴桃中过高的钾含量容易使痛风患者出现高钾血症，所以猕猴桃虽好，但还是要适量食用！

椰子——有助于清除痛风石

✠ 小常识

椰子味道甘甜，是一种典型的热带水果。椰子的汁肉用途广泛，椰汁搭配水果做成奶冻，香甜可口；椰肉能够制作成椰子糖。此外，椰子还有极好的药用价值，果汁、果肉和果壳都可以拿来入药。

✠ 椰子的营养价值

椰汁清冽甘甜，钾含量较高，有止渴利尿、消暑解乏的功效；成熟的椰肉，口感爽滑，含有蛋白质、脂肪等成分，可以排毒养颜、补充气血。

✠ 椰子与痛风

痛风患者体质偏燥，身体中容易堆积大量的嘌呤，从而形成痛风石，而椰汁中的营养物质对痛风石有很好的清除作用。此外，椰汁中的矿物质也可以有效帮助痛风患者排出尿酸。

> **温馨提示** 椰子的热量和脂肪含量都很高，有减肥倾向的人尽量少吃，患有高血压、糖尿病的患者最好不吃椰子。

§ 干果类 §

核桃——防止痛风合并症

✠ 小常识

核桃是人们常见的干果，它与扁桃、腰果、榛子一起被称为"世界四大干果"，具有很高的人气。核桃的营养价值非常高，在我国它被人们称赞为"万岁子"、"长寿果"，在国外它被誉为"大力士食品"、"益智果"等，受到许多人推崇。此外，核桃还有非常高的药用价值，是养生保健的佳品。

✠ 核桃的营养价值

许多人知道，核桃有健脑的作用，这不是因为它长得像人的大脑，而是因为它富含磷脂、蛋白质等营养成分，能够保护脑神经，提高脑功能，非常适合儿童、老人食用。核桃富含锌、锰、铬等矿物质，既能延缓衰老，又可以促进新陈代谢，有效保护心血管。核桃中的维生素E含量非常高，经常食用可以起到护肤、养发的作用。此外，核桃还能舒缓精神压力，工作压力大的人吃一些核桃，能有效改善精神状态。

核桃与痛风

核桃中的钾元素含量较高，能促进尿酸排泄，有效防治痛风。它可以降胆固醇、降血糖、降血压，对心血管疾病有良好的防治作用，能够预防痛风合并症。

> 温馨提示　虽然核桃营养非常丰富，但是不适合大量食用，它性温，并且富含油脂，很容易造成上火、腹泻等现象。

白瓜子——防止肾结石

✚ 小常识

白瓜子就是人们熟知的南瓜子，它色泽光洁，味道鲜香，是品质优良的干果。白瓜子常被人们当做零食，在闲暇时光食用，另外它还可以用来制作糕点，为食物增添别样的风味。不仅如此，白瓜子还具有很好的药用功效，经常食用能杀菌、驱虫，让人体保持健康。

✚ 白瓜子的营养价值

白瓜子富含蛋白质，能为人体提供充足的营养，增强身体抵抗力。白瓜子中的锌、磷等微量元素含量很高，能够预防前列腺疾病，对男性有保健作用。白瓜子中的泛酸成分还可以保护心血管，缓解心绞痛、降血压等。此外，经常食用白瓜子还可以杀灭细菌，有助于清除体内的寄生虫，适合儿童食用。

✚ 白瓜子与痛风

白瓜子营养丰富，其氨基酸、不饱和脂肪酸、维生素、胡萝卜素等的含量非常高，不仅能提高人体功能，还有助于结石排出体外，对肾结石有良好的防治效果，对痛风并伴有结石的患者大有裨益。

> 温馨提示　白瓜子经过加工后含有一定的咸味，大家在食用时要控制好量，以免引起口干、痰多等现象，如果长期大量食用，还容易造成结肠炎、胃炎。吃完白瓜子后要多喝一些水，这样可以稀释咸味，促进排尿。

杏仁——防止过度肥胖

✥ 小常识

杏仁是一种十分常见的干果，人们通常将它分为南杏仁、北杏仁，前者味道香甜，又被称作"甜杏仁"，后者带有苦味，又被称作"苦杏仁"。自古以来，杏仁就是药食兼用的干果，它营养丰富、保健功效显著，除了直接食用，还可以搭配其他食材烹制美食或制作甜点，深受人们喜爱。

✥ 杏仁的营养价值

杏仁中含有丰富的蛋白质、多种维生素、铁、锌等营养成分，能为人体补充所需能量。它的胡萝卜素含量丰富，并含有苦杏仁苷，能够提高人体抵抗力，有效预防癌症，并被赞为"抗癌之果"。杏仁中的不饱和脂肪能够保护心脏，有效防治心脏病。杏仁的纤维素含量非常高，可以清除肠毒、降胆固醇，对便秘、肥胖、动脉粥样硬化等有良好的防治作用。此外，经常食用杏仁，不仅可以起到美容养颜的作用，还能够润肺，保护呼吸系统。

✥ 杏仁与痛风

杏仁中的膳食纤维能够提高肠胃功能，降低脂肪含量，促进消化，而且它含有黄酮类、多酚类物质，有助于减少胆固醇，有效降低肥胖引起痛风的危险。

杏仁营养丰富，但是不能大量食用，尤其是苦杏仁，否则很容易引起中毒现象。此外，杏仁性温，而且富含油脂，如果患有上火、腹泻等疾病，最好不要食用，以免加重病情。

腰果——对抗心血管疾病

✥ 小常识

腰果是一种营养价值、经济价值都非常高的干果，它香脆可口，具有良好的保健功效，是不可多得的养生佳品。其富含油脂，还可以用来榨油。不仅如此，腰果还可以用来制作各种美味菜肴、甜点等，不仅在国内享有盛誉，而且在国际贸易中也占有重要地位，是当之无愧的"世界四大干果"之一。

✥ 腰果的营养价值

腰果香脆可口，能够开胃，有效改善食欲缺乏。腰果中的维生素、矿物质、不饱和脂肪酸等营养成分含量很高，能够软化血管，起到防治心血管疾病的作用，冠心病、高血压患者可以放心食用。腰果的维生素A含量很高，有抗衰老的作用，而且其含量丰富的维生素B₂还能缓解疲劳，为人体注入能量。腰果富含油脂，能够滋润肠道，提高肠胃功能，有效清除体内垃圾，达到预防便秘、肠癌、美容养颜的效果。此外，腰果还可以促进乳汁分泌，产妇可以放心食用。

腰果与痛风

腰果富含多种维生素、锰、铬、镁、硒等营养成分，能够抑制肿瘤细胞生长，还可以保护血管，降低痛风合并心血管疾病的发生。此外，腰果含有丰富的碳水化合物，其嘌呤含量中等，痛风患者可以适当食用。

> 温馨提示
> 在食用腰果的时候要控制好量，如果一次吃太多，很容易引起恶心、腹痛等过敏症状，严重的话还会出现呼吸道水肿、过敏性休克等危险。

葵花子——降低胆固醇

✠ 小常识

葵花子是人们常吃的干果，它物美价廉、营养丰富，深受大众喜爱。葵花子不仅可以当零食食用，还能用来制作美食、榨油等，经济价值很高。葵花子具有良好食用功效，不仅如此，它的药用价值也很高，能够起到良好的保健作用。

✠ 葵花子的营养价值

葵花子中的油脂含量非常丰富，不仅能够为人体提供必需的能量，而且还能滋润肠道，起到清肠毒、促消化的作用。葵花子还含有蛋白质、多种维生素以及矿物质，能够提高人体免疫力，预防骨质疏松、贫血等。葵花子富含维生素E，既能起到安神的作用，又可以抗衰老，有效预防高血压、冠心病、神经衰弱等疾病。另外，葵花子还有驱虫的功效，能够防治蛔虫病。

✠ 葵花子与痛风

葵花子中的钾元素含量丰富，不仅能降血压，还有利尿的作用，可有效促进尿酸排泄。它富含不饱和脂肪酸，能够降低体内胆固醇含量，可以预防痛风合并心血管疾病。

>
> 温馨提示
> 葵花子是一种大众零食，大家在食用时一定要注意控制食量，经常嗑葵花子很容易对牙釉质造成损伤，而且还会弱化味觉，最好用手或者剥壳器来剥壳。另外，葵花子不适合肝炎患者食用，食用过多甚至会造成肝硬化。

葡萄干——利尿效果明显

✠ 小常识

葡萄干是新鲜的葡萄加工制成的干果，味道香甜，深受人们喜爱。葡萄干的用途很广泛，它既可以当零食直接食用，还可以用作调味品，搭配其他食材制作菜肴。新鲜的葡萄容易变质，而葡萄干则克服了这一弊端，能够长时间贮存而不失酸甜风味。

✠ 葡萄干的营养价值

葡萄干中的葡萄糖含量十分丰富，能够强健心肌，有效防治冠心病。它含有丰富的钙、铁等微量元素，对骨质疏松、贫血等具有良好的预防作用，非常适合儿童、老人食用。不仅如此，葡萄干中的维生素、氨基酸等营养成分也非常丰富，经常食用可以舒缓神经，能有效改善神经衰弱、疲劳乏力等症状，具有很高的滋补作用。葡萄干中的白藜芦醇物质对肿瘤、白血病细胞有抑制作用，可预防癌症。此外，经常使用葡萄干还能防治心脏病，因为它的纤维素可以降低人体甘油三酯的含量，保护心脏。

✠ 葡萄干与痛风

葡萄干营养丰富，不仅能为人体提供充足的营养，而且还可以增强身体抗病能力。葡萄干中的纤维素、酒石酸成分能促进体内废物排泄，有助于尿素及时排出体外，降低痛风发生风险，并有效预防风湿性关节炎。此外，葡萄干属于低嘌呤干果，痛风患者可以放心食用。

温馨提示　葡萄干的含糖量非常高，不适合糖尿病患者食用。另外，肥胖者也要少吃葡萄干，以免体内糖分过剩，加重肥胖。

松子——保护血管

✠ 小常识

提到松子，人们很容易联想到松树。没错，松树的种子就是松子，它还有个名字叫"海松子"，自古以来就是药食兼用的干果，具有很高的营养保健功效。松子最大的特色就是酥脆、鲜香，无论是直接食用还是制作甜点，都十分可口，深受大众喜爱。

✠ 松子的营养价值

别看松子的个头很小，它的营养价值巨大。松子含有丰富的不饱和脂肪酸，能够促进身体发育、健脑，对儿童成长大有裨益。松子中的钙、铁、磷等微量元素含量很高，不仅可以保护血管、降血脂，还可以为身体补充能量，增强身体抵抗力，是防治心脑血管疾病的佳品。松子富含维生素E，能抗衰老。另外，松子中丰富的油脂还能滋润肌肤、滋养秀发，并促进消化，非常适合女性、老年人食用。

松子与痛风

松子性平，对肾有补益作用，其中的亚油酸、亚麻油酸等成分还可以降低血脂含量，有效防治高脂血症、动脉粥样硬化等心脑血管疾病，能降低痛风合并高脂血症的发病率。此外，它含有丰富的磷元素，还能预防风湿性关节炎。

> **温馨提示**
>
> 松子的油脂含量较高，有润肠、通便的作用，患有腹泻的人最好不吃，以免加重病情。

板栗——增强肾功能

小常识

板栗是我国土生土长的干果，在我国有着悠久的历史，早在西汉时期，我国就已经开始种植板栗了。它的名气非常高，古人还将它和桃、李、杏、枣一同称为"五大名果"。秋季是板栗收获的季节，无论是水煮栗子还是糖炒栗子，都能勾起人们的食欲，它营养丰富、味美香甜，是不可多得的养生干果。

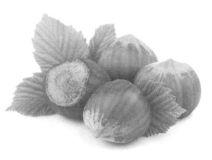

板栗的营养价值

板栗被人们誉为"干果之王"，这是因为它含有丰富的营养物质，如淀粉、蛋白质、B族维生素等，能为人体提供充足的营养。板栗富含钙元素，能够促进骨骼生长，有效防治骨质疏松，是老少皆宜的佳品。板栗还含有丰富的膳食纤维，能改善肠胃功能，有效促进食物消化，并防治便秘。另外，经常食用板栗还可以起到降血压、降血脂、促进血液循环等作用，非常适合心脑血管疾病患者食用。

板栗与痛风

板栗含有钾元素，能够平衡体内的酸碱度，并且促进尿酸排泄，降低痛风发生的概率。板栗属于低嘌呤干果，并且有保护肾脏的作用，痛风合并肾病患者可以放心食用。

板栗性温，不能过量食用，否则很容易引起肠胃不适。另外，不要吃生板栗或夹生的板栗，那样会对脾胃造成损伤。

莲子——缓解痛风症状

✜ 小常识

在中国古代，人们因为莲子的外壳较硬而将其称为"石莲子"。根据不同的采收时间，可以把莲子分为夏莲和秋莲两种。莲子是一种常见的养生食材，经过简单加工之后，和其他食材搭配起来，有良好的食补功效。

✜ 莲子的营养价值

莲子中富含钙、磷和钾等元素以及其他多种微量元素，有补肾固元、清心明目等功效。此外，莲子中的莲子芯也有很高的营养价值，饮用莲子芯茶，对高热、梦遗等症状都有较好的改善效果。

✜ 莲子与痛风

引起痛风的一部分原因是肾功能下降，而莲子的主要功效之一就是补肾、疏通全身气血，所以痛风患者吃一些莲子，有利于缓解痛风症状。

日常生活中，高尿酸血症患者可以将莲子、薏苡仁、百合搭配大米在一起熬粥，不但口感香糯，而且还可以降低血尿酸。

§肉、血、蛋、水产类§

鸡肉——增加身体抵抗力

✜ 小常识

鸡肉是人们常吃的肉类食品，味道鲜美、肉质细腻滑嫩，深受大众喜爱。鸡肉的烹调方式多种多样，可以炒、炸、炖、蒸等。在古代，鸡被分为这样四类：丹、黄、乌、白，每一种都极具营养价值。在众多种类的鸡中，如果用于养生保健的话，那么母鸡、童子鸡是最佳的选择。另外，乌鸡则是非常适合女性食用的养生品，具有美容、滋补的双重功效。

065

✠ 鸡肉的营养价值

鸡肉营养丰富，其中蛋白质、维生素、矿物质等含量都很高，能为人体提供足够的营养成分，对营养不良、体寒等具有良好的改善功效。鸡肉中的磷脂含量十分丰富，能够促进人体发育，非常适合儿童食用。同猪肉、牛肉等肉类食品相比，鸡肉具有低脂的特点，并且油酸、亚油酸等不饱和脂肪酸较多，能够有效控制人体对脂肪的摄入，并且减少体内胆固醇的堆积。此外，鸡肉中的铁元素也比较丰富，能够有效预防贫血、月经不调等。

✠ 鸡肉与痛风

鸡肉含有多种维生素，其中维生素C、维生素E等含量较高，能被人体快速、全面吸收，对增强人体免疫力有良好功效。它能改善痛风患者的身体状况，起到预防、缓解的作用。

> 鸡肉性温，不要一次性吃太多，否则很容易引起上火。另外，鸡屁股中含有较多的致癌物，大家最好不吃。

兔肉——控制脂肪、胆固醇

✠ 小常识

在众多肉类食品中，兔肉享有很高的赞誉，它营养丰富，而且脂肪、胆固醇等含量很低，被称为"荤中之素"。人们常吃的兔肉种类大致有两种：一种是家兔肉，另一种是野兔肉。兔肉不仅具有很高的食疗价值，而且还能美容养颜，又被誉为"保健肉"、"美容肉"等，深受人们的喜爱。

✠ 兔肉的营养价值

兔肉的营养价值非常高，它含有丰富的卵磷脂，能够促进大脑发育、保护脑神经，对儿童、老人大有裨益。兔肉是低脂、低胆固醇食物，能有效控制人体对脂肪、胆固醇的摄入，还可以保护血管，对心脑血管疾病具有良好的防治作用，并且不容易引起肥胖，具有良好的减肥、美容功效。此外，兔肉富含蛋白质、维生素、矿物质等营养物质，能为人体提供充足的能量，有助于强身健体。

✠ 兔肉与痛风

兔肉营养丰富、食疗价值高，不仅能够提高人体抵抗力，而且可以抑制肥胖、高血脂、血栓、糖尿病、高血压等病症，它的嘌呤含量中等，痛风患者适当食用具有良好的保健作用，能防治痛风合并心血管疾病。

　兔肉性凉，要控制好食量，如果食用过量很容易引起腹胀、腹泻等消化道疾病。另外脾胃虚寒者、腹泻患者、孕妇最好不要吃兔肉，以免引起身体不适。

猪血——为人体提供氨基酸

✠ 小常识

猪血是用猪的血液加工成的食品，它还被人们称作"血豆腐"、"液体肉"等，营养价值很高。猪血的烹饪方式多样，无论是热炒还是煲煮，都具有很高的食疗保健功效，是药食兼用的滋补品。由于猪血物美价廉，保健功效显著，味道鲜香，因此深受大众喜爱。

✠ 猪血的营养价值

猪血有一个美誉叫"养血之玉"，这是因为它含有非常丰富的铁元素，而且极易被人体吸收，经常食用能够起到补血、活血的作用，女性食用后还能改善气色，达到美容养颜的目的。除了铁元素，猪血还含有丰富的钙、锌、钾、磷等矿物质，能够保护身体功能、延缓衰老。与牛肉、猪瘦肉等相比，猪血中的蛋白质含量不仅高而且易吸收，可以提高人体免疫力。猪血中的卵磷脂能够健脑，有防治老年痴呆的功效。猪血的脂肪含量非常低，适合肥胖者食用，能够起到减肥的作用。此外，猪血中的血浆蛋白经过胃酸消化后，能够将人体内的粉尘、有害金属等物质清除出体外，保持人体健康，经常处在粉尘环境中的人不妨多吃一些。

✠ 猪血与痛风

猪血是一种高蛋白食物，它含有18种氨基酸，其中8种氨基酸是人体必需的，能够及时补充人体所需营养，起到强身健体的作用。另外，猪血的嘌呤含量很低，痛风患者可以放心食用。

　在烹制猪血之前，大家可以将猪血放入开水中烫一下，这样可以消除猪血的腥气，还能起到杀菌消毒的作用。

鸭血——提供人体所需营养

✠ 小常识

鸭血是用家鸭的血液制成的食品，色泽暗红，血质细腻滑嫩，而且富有弹性，是煲汤的佳品。鸭血不仅具有良好食用功效，而且还具有很高的药用价值，经常食用鸭血，可以补血，改善人的气色，并起到清热解毒的作用。另外，用鸭血烹制食物，味道鲜美，深受人们喜爱。

鸭血的营养价值

它含有多种人体所需氨基酸，能够补充人体所需能量，提高人体免疫力。鸭血富含铁元素，可以预防缺铁性贫血，还能起到美容养颜的作用。鸭血中的维生素K含量较高，有利于血液凝固，具有止血的功效。另外，鸭血能够清除人体中的粉尘、有害金属等物质，非常适合环卫、纺织、采掘等行业的人群食用。

鸭血与痛风

鸭血中的蛋白质、维生素、矿物质等营养成分含量很高，能够补充人体所需营养，起到提高抵抗力的作用，有助于预防痛风。它属于低嘌呤食物，痛风患者可以放心食用。

> **温馨提示** 　鸭血性凉，不要一次性大量食用，以免引起腹痛、腹泻等疾病。另外，用鸭血煲汤的时候不妨搭配一些海带，这样可以起到抗癌的作用。

鸡蛋——补充蛋白质

小常识

说到鸡蛋，大家一定不陌生，它是我们经常食用的蛋类，不仅味道好，而且营养丰富，具有极高的人气。鸡蛋的种类也很多，根据鸡的类型不同，鸡蛋可以分为土鸡蛋、洋鸡蛋等。所谓土鸡蛋，也就是农户自己养的、以天然饲料为主的土鸡所产的蛋，而洋鸡蛋就是养鸡场的、食用合成饲料的鸡下的蛋。人们对于土鸡蛋、洋鸡蛋的营养价值孰高孰低争论很多，然而无论看法如何，它们本身所含有的营养都是值得大家肯定的。

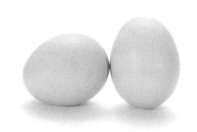

鸡蛋的营养价值

鸡蛋富含优质蛋白，品质可以与母乳相媲美，是人体所需营养的良好来源。不仅如此，它还含有多种维生素、微量元素，能促进新陈代谢，提高人体免疫力，对肝脏具有保护作用。鸡蛋中的卵磷脂、卵黄素、二十二碳六烯酸（DHA）等成分含量很高，不仅可以促进身体发育，还能强健头脑，非常适合儿童、老人食用。

鸡蛋与痛风

鸡蛋是低嘌呤、高蛋白食物，能够为人体提供充足的营养，增强身体抵抗力，有助于防治痛风。

> **温馨提示**
>
> 　鸡蛋的烹饪方式多种多样，无论采取哪种方式，我们都要将它煮熟，这样才能促进营养吸收，最好不要吃生鸡蛋，以免感染细菌。鸡蛋虽然营养丰富，但是不能大量食用，每天 1～2 个即可，如果食用过多会给肾脏带来负担。此外，鸡蛋的胆固醇含量较多，患有高胆固醇血症的人要少食或禁食。

鸭蛋——改善痛风症状

小常识

鸭蛋和鸡蛋一样，也是高蛋白食品，能消除人体燥热，起到清热、润肺等作用，能有效改善咽痛、上火等症状。鸭蛋的壳颜色发青，人们还称它为"青果"。它在我国有着悠久的食用历史，自古以来就是药食兼用的蛋类，具有很高的食用价值和保健功效。咸鸭蛋更是深受人们喜爱的食物，经济价值非常高。

鸭蛋的营养价值

它含有丰富的蛋白质、脂肪、多种维生素等营养物质，能够满足人体所需能量，保证身体健康。鸭蛋还是补钙、补铁的佳品，它含有丰富的钙、铁等微量元素，可以有效防治骨质疏松、缺铁性贫血等疾病。另外，咸鸭蛋也是营养价值非常高的食品，经过腌制，它的味道不仅变得鲜美，而且钙、铁等营养成分更容易被人体吸收，是夏日良好的开胃、滋补品。

鸭蛋与痛风

鸭蛋的蛋白质含量不仅丰富，而且品质很高，是人体所需营养的来源之一，而且它的维生素、矿物质等营养成分极易被人体吸收、利用，能提高身体抵抗力。另外，它的嘌呤含量很低，对痛风有良好的预防作用。

>
>
> 　鸭蛋性凉，不要过量食用，以免造成肠胃不适。此外，它富含的胆固醇，不适合心血管疾病患者、肾病患者食用。

青鱼——补充微量元素

✠ 小常识

青鱼是人们常吃的淡水鱼之一，它主要生长在我国长江以南地区，同草鱼、鲢鱼、鳙鱼一起被称为淡水"四大家鱼"，具有很高的食用价值。青鱼的肉质细嫩，无论是用来煲汤、清蒸还是熏制，味道都十分鲜美。此外，青鱼还可以加工成鱼罐头，深受大家喜爱。由于它生长速度较快，而且个头较大，所以经济价值也很高。

✠ 青鱼的营养价值

青鱼中富含的蛋白质比鸡肉还要多，能够为人体提供充足的营养。它的微量元素含量很高，尤其是锌元素，能够促进身体发育，非常适合青少年食用。青鱼富含的核酸以及硒、碘等元素，能促进新陈代谢，有助于延缓衰老、抗击癌症。此外，青鱼还含有丰富的不饱和脂肪酸，可以减少脂肪、胆固醇在体内堆积，有助于防治高脂血症、动脉粥样硬化、脑出血等心脑血管疾病。

✠ 青鱼与痛风

青鱼富含锌、钙、铁、硒、碘等微量元素，能够满足人体所需营养，起到增强免疫力的作用。它的嘌呤含量中等，痛风患者可以适当食用，对脾胃虚弱、水肿、肾炎等疾病有良好的防治功效。

温馨提示

青鱼含有丰富的油脂，除了家常做法外，它还适合烧烤，味道非常鲜美。

鲫鱼——清热利水

✠ 小常识

鲫鱼是一种淡水鱼，在我国各地的水域都有分布，是日常生活中比较常见的水产之一。它的形态十分圆润，而且游起来姿态很美，经常被画家作为创作题材。当然，鲫鱼之所以受到人们喜爱，还源于它有极高的食用价值、药用功效，可以说它是不可多得的滋补佳品。

✠ 鲫鱼的营养价值

鲫鱼味道鲜美、肉质细嫩，无论是熬粥、煲汤还是清蒸、热炒，都具有开胃、促消化

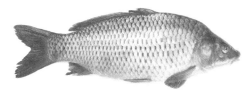

的作用。它含有丰富的优质蛋白，能为人体提供全面的营养，对肝病、肾病、心脑血管疾病等具有良好的防治功效。鲫鱼具有健脾利湿、和中开胃的功效，还可以防治哮喘、气管炎等呼吸道疾病。另外，产后女性食用鲫鱼，还可以促进乳汁分泌呢！

鲫鱼与痛风

鲫鱼含有丰富的维生素、微量元素等营养物质，不仅可以促进血液循环，还可清热、利尿，有助于尿酸排泄，对水肿、痛风有良好的预防功效。另外，它属于中等嘌呤含量的食物，痛风患者可以适当食用，能提高人体抵抗力。

> 温馨提示　　鲫鱼虽然营养丰富，不要一次性吃太多，尤其是在感冒、发热的时候，最好少吃或不吃，以免加重病情。

海参——低嘌呤、缓解疼痛

小常识

海参是一种珍贵的食材，人们常将海参简单加工做成多种食物，例如淡干海参、盐干海参、糖干海参、冻干海参、速食干海参等。此外，海参还是一味不可多得的药材，对减缓衰老有良好的效果，还是养颜圣品，深受人们的欢迎。

海参的营养价值

海参含有多种天然活性物质，具有补肾固元、抵抗炎症等功效。此外，海参中还有很多微量元素，对于增强人体自身的造血能力有良好的效果。

海参与痛风

痛风患者一般情况下是不能吃海鲜的，因为大部分的海鲜都是高嘌呤食物，但海参却是低嘌呤食物。此外海参中含有一种软骨素，可以缓解痛风所造成的关节疼痛。

> 温馨提示　　虽然海参属于滋补性的食材，但是也要适量食用，每天的食用量最好控制在 50~100 克。

海蜇——嘌呤含量低

✠ 小常识

海蜇又被人们称为"水母"，是人们喜爱的水产品之一。海蜇口感清爽、营养丰富，具有润肠通便、美容养颜的功效。

✠ 海蜇的营养价值

海蜇中含有丰富的碘元素，可以满足人体对碘的需求，海蜇中还含有其他多种营养物质，具有降血脂、清肠胃、清热化瘀等功效。另外，经常接触灰尘的人员可以常吃海蜇，有利于清除肺部积尘、保护身体。

✠ 海蜇与痛风

海蜇与海参一样，是海鲜中少有的低嘌呤食物，而且海蜇中的脂肪含量较低，痛风患者可以适量食用。

 温馨提示

海蜇虽然外形飘逸，但体内却含有毒素，而且海蜇还易受到细菌的污染，所以在食用海蜇时，一定要注意清理，避免食物中毒。

§ 食用油、调味品、饮品类 §

玉米油——预防痛风合并心脑血管疾病

✠ 小常识

玉米油是用玉米胚芽提炼制成的食用油，是植物油的一种。它的营养价值非常高，在西方，它还被人们誉为"健康油"、"长寿油"等。不仅如此，玉米油的味道很好，还耐贮藏，经济价值很高，受到许多人喜爱。

✠ 玉米油的营养价值

玉米油含有多种维生素，如维生素A、维生素B_2、维生素D、维生素E等，并且含量十分高，极易被人体吸收，不仅可以促进人体发育，还能提高人体抵抗力，保护心血管，对儿童、老人大有裨益。玉米油富含不饱和脂肪酸，而且不含胆固醇，能够有效减少胆固醇堆积，对动脉粥样硬化、糖尿病等疾病有防治作用。此外，玉米油中的微量元素含量也十分丰富，能满足人体所需营养，经常食用不仅可以增强免疫力，还能起到美容的效果呢!

 玉米油与痛风

玉米油富含不饱和脂肪酸、矿物质以及多种维生素，能够有效提高机体抗病能力，控制人体对胆固醇的摄入量，降低血脂，防治心脑血管疾病，对痛风合并心脑血管疾病有良好的防治作用。

> **温馨提示**　　每次使用完玉米油后都要将盖子拧紧，这样可以防止油与氧气接触，减少氧化，有助于存放。

芝麻油——改善痛风症状

 小常识

芝麻油也就是人们熟悉的香油，是日常生活中常见的食用油。我们常见的芝麻油有普通芝麻油、小磨香油、机榨芝麻油等种类，尽管它们的加工工艺有所不同，不过原料是相同的，都是芝麻。芝麻油具有浓郁的香味，调在食物中可以让人胃口大开。

 芝麻油的营养价值

芝麻油不仅香味袭人，而且具有很高的食用价值。它含有丰富的油酸、亚油酸等不饱和脂肪酸，能够减少体内的胆固醇含量，可以有效防治动脉粥样硬化、高血压等。芝麻油中的维生素E含量很高，能够促进血液循环，并保护毛细血管，还可以抗氧化、延缓衰老，是养生、美容的佳品。此外，芝麻油还能滋润肠道，起到预防便秘的作用。

 芝麻油与痛风

芝麻油中的油脂以不饱和脂肪酸为主，能有效控制人体对胆固醇的摄入量，对痛风合并心血管疾病有良好的预防功效。另外，芝麻油富含多种维生素，能为人体提供必需的营养成分，可有效改善痛风症状。

> **温馨提示**　　在用芝麻油调味的时候，大家要控制好量，不要放太多，以免芝麻油的气味将食物原有的香气覆盖，也避免香油量太多而导致腹泻。

橄榄油——预防痛风

 小常识

橄榄油是植物油的一种，由于橄榄油直接由果实榨取而成，保留了果实最初的营养，所以具有较好的保健功能和理想的烹调味道，受到了人们的广泛欢迎。在西方一些国家，人们还将橄榄油称为"液体黄金"，可见其珍贵之处。

橄榄油的营养价值

橄榄油中维生素A、维生素D、维生素E的含量十分丰富，有利于人体吸收、促进新陈代谢、预防骨质增生等。此外，橄榄油中不饱和脂肪酸的含量比其他植物油都高，对防治心脑血管疾病有良好的功效。

橄榄油与痛风

橄榄油的嘌呤含量较低，适合痛风患者食用。此外，橄榄油中含有单不饱和脂肪酸，可以降低胆固醇的氧化作用，并对人体所摄入的胆固醇进行有效鉴别，对痛风有良好的防治效果。

温馨提示 橄榄油具有润肠通便的作用，肠胃不好、容易腹泻的人群不适合食用橄榄油。

姜——降低胆固醇含量

小常识

姜是人们常见的调味品之一，它带有天然的刺激性香味，不仅可以消除肉类食物的腥气，还能增加食物的风味。在我国，姜自古以来就是药食兼用的调味品，既可以内服，又可以外用，具有极高的食用价值和药用价值。别看姜的味道辛辣刺激，它还能用来制作甜品呢，如姜糖、姜汁撞奶等，吃起来别具一番风味，受到许多人欢迎。

姜的营养价值

姜的杀菌消毒功效十分显著，它含有姜辣素，不仅能提高人体免疫力，有效抵抗疾病，还可以抗氧化，起到美容养颜的功效，非常适合女性食用。在感冒、发热期间适当食用姜，能解热、发汗，有助于恢复健康。姜含有挥发油，能够开胃、促消化，还可以改善头晕、恶心等症状，如果有晕车的习惯，含一片姜能有效缓解晕车现象。此外，经常吃姜还可以抗击癌症，起到延年益寿的作用。

姜与痛风

姜中的挥发油功效很多，除了促消化、防呕吐外，它还能降低人体中的胆固醇含量，有效防治痛风合并心脑血管疾病。

蒜——预防关节炎

✤ 小常识

　　相信大家对蒜都不陌生，它在日常饮食中起着良好的调味作用。我们常见的蒜有大蒜、小蒜之分，无论哪种类型，都有很高的食用价值。蒜既可以生吃，又可以熟食，它不仅能为食物增添香味，还可以起到杀菌消毒的功效，让食物更营养。在美国《时代周刊》中，蒜还被评为"十大最佳营养食物"之一呢！由于蒜的保健功效显著，而且物美价廉，因此具有极高的经济价值，深受各国人民喜爱。

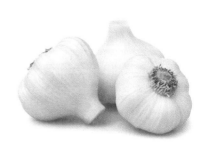

✤ 蒜的营养价值

　　蒜带有天然的辛香气味，能够开胃、促消化，适合食欲不振的人食用。它的挥发油中含有大蒜辣素成分，这种成分可以杀菌消毒，放在肉类食物中能消除腥气、消灭细菌，吃入人体中可以预防呼吸道、消化道炎症，还能抑制癌细胞扩散，对流感、蛔虫病等等具有显著疗效。蒜含有丰富的硒元素，能够调节胰岛素，有效降血糖，适合糖尿病人食用。经常吃蒜还可以降血脂、抗氧化，对冠心病、动脉粥样硬化、血栓等心血管疾病有预防作用，达到延年益寿的目的。另外，蒜还可以防治铅中毒，适合儿童和经常接触铅的人食用。

✤ 蒜与痛风

　　蒜具有极高的食疗价值，它含有丰富的大蒜辣素，经常食用能起到杀菌、消炎的作用，并可以增强人体抵抗力，对痛风、风湿性关节炎等疾病具有良好的防治功效。

葱——促进尿酸排泄

✤ 小常识

葱是一种极为常见的调味品，也是一种大众蔬菜，烹调前在油锅中加入葱花，可以产生浓郁的香气，为食物增味不少呢！在汤面中加一些新鲜的碎葱，既能提味，还可以让人胃口大开。我国栽种葱的历史久远，自古以来它就是药食兼用的食物，具有很高的营养价值。

✤ 葱的营养价值

葱带有天然的辛香气味，能够刺激消化液的分泌，促进食欲。它富含维生素A、维生素C等营养成分，能保护血管、改善血液循环，防治高血压。经常吃葱还可以降脂、降胆固醇，预防肥胖症、高脂血症、糖尿病等。葱中的硒元素能减少体内亚硝酸盐的含量，起到抗癌的作用。另外，葱有杀菌消毒的作用，能提高人体抵抗力，对感冒、蛔虫病等有良好的防治效果。

✤ 葱与痛风

葱含有挥发性很强的辣素，不仅能促进食欲，还可以轻微地刺激泌尿系统，起到利尿的功效，有助于尿酸排泄，对痛风有良好的防治作用。

> **温馨提示**　葱的刺激性很强，而且容易发汗，不适合患有眼疾、胃溃疡、狐臭的人食用。健康的人也不要大量食用，以免造成肠胃不适。

牛奶——滋补身体

✤ 小常识

牛奶是人们非常熟悉的饮品，奶香浓郁、营养丰富，在世界范围内具有极高的人气。我们常见的牛奶种类很多，比如全脂牛奶、脱脂牛奶等，除了做饮品直接食用外，牛奶还可以加工制作成酸奶、奶酪、奶片等。此外，牛奶还可以搭配其他食材一同烹制美食，不仅味道鲜美，而且营养丰富，深受大众欢迎。

✤ 牛奶的营养价值

牛奶是一种营养价值非常高的饮品，它含有丰富的优质蛋白、微量元素、维生素等，能够满足人体所需营养，其中牛奶的含钙量很高，且极易被人体吸收，可以促进骨骼生长，非常适合儿童、老人食用。在睡觉前喝一杯牛奶，能够有效促进睡眠，如果平时学习、工作压力很大，不妨多喝一些牛奶。

牛奶与痛风

牛奶中含有丰富的蛋白质，水分含量也很高，而且几乎不含嘌呤，既能补充人体所需营养，又可以利尿，促进尿酸排泄，是痛风患者的滋补佳品。

> **温馨提示**　牛奶虽然营养丰富，但并不是所有人都适合饮用。对牛奶过敏，患有肾病、胃病等疾病的人要注意，最好不喝牛奶，以免加重病情。痛风患者也不应过量饮用牛奶，以免导致肾结石、胆结石等。

矿泉水——补充微量元素

✚ 小常识

矿泉水来自地下深处，与普通的水有所不同，它含有丰富的矿物质，天然纯净，对人体有很大益处。在夏季的时候，人体中的矿物质很容易跟随汗液大量流失，这时候喝一些矿泉水就能及时补充所需营养，方便又快捷。

✚ 矿泉水的营养价值

矿泉水以矿物质含量丰富而著称，根据国家标准，人们饮用的矿泉水含有锂、锶、锌、硒等微量元素，还有丰富的偏硅酸，对骨骼、牙齿的生长有促进作用，能有效预防骨质疏松。不仅如此，饮用矿泉水还可以降血压，保护心脏和血管，高血压、心脏病等心脑血管疾病患者可以放心饮用。矿泉水还可以安神，它的锂等成分能够改善中枢神经，让人保持镇静。此外，经常喝矿泉水，还能提高人体免疫力，达到延年益寿的作用。

✚ 矿泉水与痛风

矿泉水富含微量元素，能够及时为人体补充所需营养成分，有助于增强身体抗病能力，对痛风、风湿性关节炎等有良好的防治作用。另外，大部分矿泉水属于微碱性饮品，能够平衡人体酸碱度，有效改善痛风症状。

> **温馨提示**　有的人习惯将矿泉水冷冻或者加热后饮用，这种做法会破坏矿泉水中的钙、镁等元素，降低矿泉水的营养价值。因此，大家最好选择常温的矿泉水饮用。但痛风患者过量饮用矿泉水会导致痛风加剧，因此痛风患者可以饮用煮沸后的矿泉水，以使钙离子转为水垢除掉。

咖啡——降低痛风发作风险

小常识

咖啡是一种极具影响力的饮品，它和茶叶、可可一同被誉为"世界三大饮料"，深受世界人民喜爱。咖啡香气袭人、口感香醇，能够提神醒脑，让人保持充沛的精神。随着中西文化的融合，咖啡也渐渐成为我国人民喜爱的饮品之一。

咖啡的营养价值

咖啡中含有大量咖啡因和挥发性脂肪，香气宜人，可以调节中枢神经，缓解肌肉疲劳，还有助于消化液分泌，起到提神、促消化等作用。喝咖啡还可以促进新陈代谢，有效防治便秘，清除体内垃圾。此外，咖啡还能起到强健筋骨、延缓衰老等作用，适量饮用有良好的保健功效。

咖啡与痛风

咖啡中的咖啡因能调节肾脏功能，起到利尿的功效，适当饮用，有助于尿酸排泄，能降低痛风发生的概率。

温馨提示

咖啡虽然美味，但是一定要控制饮用量，如果大量饮用会导致胃酸增多，引发一系列胃病，对身体没有好处。

第

4

章

最经典、最权威的
改善痛风食疗膳食

§ 素菜系 §

木须瓜片

✛ 原料

鸡蛋2个，黄瓜100克，木耳50克，黄花菜50克，葱花、姜末、盐、味精、食用油各适量。

✛ 做法

① 将黄花菜、木耳分别放入温水中泡软、洗净，然后把黄花菜切成小段，把木耳撕成小朵。

② 将鸡蛋打入碗中，用筷子搅拌均匀。

③ 把黄瓜清洗干净，切成小薄片。

④ 在油锅中倒入适量食用油，烧热后将鸡蛋倒入锅中翻炒片刻，然后出锅。

⑤ 在油锅中再倒入适量食用油，用葱花、姜末爆香，然后放入黄瓜、黄花菜、木耳迅速翻炒，用盐调味，在食物将熟时放入鸡蛋一同翻炒，最后用味精调味即可出锅。

✛ 功效

黄瓜中的葫芦素能提高人体免疫力，起到强身健体的功效。黄花菜富含纤维素，有助于排毒降脂，预防肥胖。鸡蛋能补充人体所需蛋白质。这三种食物搭配对痛风有良好疗效。

适用人群 木须瓜片营养丰富，非常适合痛风患者、高血压患者食用。

青红椒拌白菜心

✛ 原料

白菜300克，青椒30克，红椒30克，盐、味精、白砂糖、香油各适量。

✛ 做法

① 剥掉白菜的外帮，并把菜根切掉，留下内心清洗干净。控干水分后把菜心切成细丝，用盐稍微腌制10分钟。

② 把青椒、红椒分别去籽，放入水中洗净，再放入开水中烫3分钟，沥干水分后切成丝，同白菜放在一起腌制。

③ 10分钟后将盐水倒掉，用白砂糖、味精、香油调味，搅拌均匀就可以食用了。

✛ 功效

白菜富含粗纤维和维生素，不仅能降脂、防癌，还可以护肤、养颜。青椒、红椒都属于低嘌呤蔬菜，而且含有丰富的维生素C，能提高抗病能力。

适用人群 青、红椒拌白菜心十分适合痛风患者、肥胖者以及女性食用。

豌豆烧茄子

✤ 原料

茄子350克，豌豆50克，葱花、姜片、蒜末、生抽、盐、糖、食用油各适量。

✤ 做法

① 把茄子清洗干净，削掉皮，切成小块；把新鲜的豌豆淘洗干净，沥干水分。

② 将盐、生抽、糖倒入碗中，调汁搅拌均匀。

③ 在油锅中倒适量食用油，烧至五成热，然后把茄子放入里面炸熟，捞出来沥干油分。

④ 在油锅中留一些底油，用葱花、姜片爆香，然后将豌豆倒入锅中煸炒。

⑤ 豌豆炒熟后加入炸好的茄子，并倒入调好的汁，开大火翻炒均匀，等食物入味后出锅，撒上蒜末就可以食用了。

✤ 功效

豌豆含有丰富的维生素C和膳食纤维，能清除体内垃圾，提高身体抗病能力。茄子富含碳水化合物和多种矿物质，不仅有助于改善痛风，还能防治心血管疾病。

 适用人群

豌豆烧茄色泽诱人，醇香浓郁，适合痛风患者、食欲不振者食用。

黄豆芽拌芦荟

✤ 原料

食用芦荟20克，黄豆芽100克，黄瓜100克，青萝卜100克，豆腐100克，青椒10克，醋、香油、盐各适量。

✤ 做法

① 把芦荟清洗干净，去掉刺，切成小条。

② 把黄瓜、青萝卜、青椒分别清洗干净，切成细丝。

③ 将黄豆芽淘洗干净，同芦荟、黄瓜、青萝卜、青椒放在一起。

④ 将豆腐放入开水中焯一下，沥干水分后切碎，同其他蔬菜放在一起。

⑤ 用醋、香油、盐调味，将所有食材搅拌均匀就可以食用了。

✤ 功效

黄豆芽中的蛋白质、矿物质、水分等含量丰富，有显著的利尿功效，有助于尿酸排泄。食用芦荟则富含多种氨基酸、维生素，能起到清肠、降脂的作用。

 适用人群

黄豆芽拌芦荟清脆爽口，非常适合痛风、糖尿病、高血压和高血脂患者食用。

黄瓜拌粉皮

✚ 原料

黄瓜300克，粉皮100克，盐、味精、香油各适量。

✚ 做法

① 将黄瓜、粉皮分别清洗干净，黄瓜切成丝，粉皮切成窄条，一起放入碗中。

② 用盐、味精、香油调味，搅拌均匀后就可以食用了。

✚ 功效

粉皮富含碳水化合物，搭配含有丰富维生素的黄瓜，不仅可以提高人体免疫力，还能改善痛风症状。

适用人群　黄瓜拌粉皮尤其适合痛风患者和高血压、高血脂、糖尿病患者食用。

核桃仁丝瓜

✚ 原料

丝瓜300克，核桃仁100克，盐、味精、料酒、鸡汤、淀粉、植物油各适量。

✚ 做法

① 把丝瓜清洗干净，去皮，切成片。

② 在油锅中倒入适量植物油，烧至五成热时将丝瓜放进去炸一下，然后放入核桃仁滑透，将丝瓜、核桃仁一同捞出来，沥干油分。

③ 把鸡汤倒入锅中，用盐、味精、料酒调味，然后加入丝瓜、核桃仁，用大火煮至沸腾，用淀粉勾芡，搅拌均匀后就可以出锅了。

✚ 功效

丝瓜含有丰富的碳水化合物，核桃仁富含蛋白质，两者搭配既可以改善痛风症状，还能起到滋补身体的作用，具有很高的营养价值。

适用人群　桃仁丝瓜是一道口感清淡的素菜，非常适合痛风患者、孕妇以及儿童食用。

苦瓜炒胡萝卜

✛ 原料

苦瓜200克，胡萝卜100克，食用油、盐、味精各适量。

✛ 做法

① 将苦瓜去瓤清洗干净，切成条；把胡萝卜清洗干净，切成丝。

② 在油锅中倒入适量食用油，烧热后将胡萝卜丝放进去煸炒，然后加入苦瓜一同翻炒。

③ 用盐调味，当苦瓜的颜色发生变化后淋一点水，盖上锅盖焖1分钟左右。

④ 开大火，继续翻炒，将锅中的水分炒干后就可以关火了，最后撒上味精，搅拌均匀后就可以食用了。

✛ 功效

苦瓜中含有生物碱类物质奎宁，有良好的利尿、活血、消炎等功效，是防治痛风的佳选。胡萝卜含有丰富的胡萝卜素、维生素，能补充人体所需营养，起到提高免疫力的作用。

适用人群

苦瓜炒胡萝卜营养丰富，十分适合痛风、糖尿病患者食用。

油焖西葫芦

✛ 原料

西葫芦300克，食用油、料酒、香油、盐、味精、淀粉、葱花、蒜末各适量。

✛ 做法

① 将西葫芦的皮、瓤去掉，清洗干净，沥干水分后切成细条。

② 在油锅中倒入适量食用油，烧至四成热时把西葫芦放进去过一下油，大约2分钟后捞出来，沥干油分。

③ 在锅中留一些底油，用葱花、蒜末爆香，加一些清水，用料酒、盐调味，然后加入西葫芦，盖上锅盖焖2分钟左右。

④ 当西葫芦变熟，用淀粉勾芡，最后调入味精、淋上香油，搅拌均匀后就可以出锅了。

✛ 功效

西葫芦的水分非常丰富，不仅能够起到利尿的作用，还能滋润肌肤，对防治痛风有显著功效。

适用人群

油焖西葫芦十分适合痛风、高血压患者食用。

香拌素三丝

✛ 原料

黄瓜300克,马铃薯200克,梨300克,盐、醋、香油、味精、白糖各适量。

✛ 做法

① 把马铃薯清洗干净,去皮后切成细丝,放入开水中焯熟,捞出后沥干水分,用盐调味。

② 将黄瓜洗净、切丝,用盐腌制10分钟左右,倒掉盐水,同马铃薯丝放在一起。

③ 把梨清洗干净,削皮、去核,切成细丝,用淡盐水浸泡10分钟左右,沥干水分后同马铃薯丝、黄瓜丝放在一起,然后用白糖、味精、醋调味,搅拌均匀后就可以食用了。

✛ 功效

梨富含蛋白质、粗纤维、多种维生素,有良好的解热、利尿功效。煮熟的梨可促进尿酸排泄,对预防痛风、关节炎等具有良好功效。

适用人群 香拌素三丝清香宜人,十分适合痛风患者、食欲不振者以及肥胖者食用。

清炒芥蓝

✛ 原料

芥蓝300克,蒜瓣、盐、食用油各适量。

✛ 做法

① 将芥蓝清洗干净,用开水烫一下,沥干水分后切成段。

② 在油锅中倒入适量食用油,烧热后用蒜瓣爆香,然后将芥蓝放进去快速翻炒,用盐调味,炒至菜熟即可。

✛ 功效

芥蓝中的水分很丰富,而且含有大量维生素C、纤维素,有利尿、降脂等作用,能预防痛风及心血管疾病。

适用人群 清炒芥蓝是一道口感爽脆的素菜,尤其适合痛风患者、便秘者、高血脂患者食用。

炖南瓜

原料

南瓜500克，黄酱、茴香、葱段、姜片、盐、味精、花椒水、食用油各适量。

做法

① 把南瓜去瓤、清洗干净，切成大块。

② 在锅中倒适量食用油，烧热后用葱段、姜片爆香，在锅中加入半锅清水，同时放入黄酱、盐、花椒水、茴香，烧煮片刻后把南瓜放进去。

③ 盖上锅盖先煮至沸腾，然后改成小火，慢慢炖30分钟左右，将汤汁收干，最后撒上味精就可以出锅了。

功效

南瓜富含多种矿物质，能有效改善痛风。南瓜含有丰富的氨基酸，可为人体提供充足的营养，具有很好的滋补功效。

适用人群

炖南瓜味道鲜香，非常滋补，十分适合痛风、高血压患者食用。

洋葱炒蛋

原料

鸡蛋2个，洋葱100克，青椒50克，植物油、盐各适量。

做法

① 将洋葱剥干净，用清水冲洗一下，然后切成小片。

② 把青椒的籽挖掉，清洗干净，切成细丝。

③ 将鸡蛋打入碗中，加少许盐搅拌均匀。

④ 在油锅中倒适量植物油，烧热后倒入洋葱和青椒迅速翻炒片刻，然后淋上蛋液，用盐调味，炒到菜熟就可以出锅了。

功效

洋葱含有丰富的蛋白质、无机盐，能为痛风患者提供人体所需营养。它的天然香气还可以开胃健脾，有助消化的作用。

适用人群

洋葱炒蛋香味宜人，十分适合痛风患者、食欲不振者、儿童、骨质疏松者食用。

芹菜拌木耳

✤ 原料

芹菜200克，木耳100克，老抽、麻油、盐、白糖、味精各适量。

✤ 做法

① 把木耳清洗干净，撕成小朵，放入开水锅中焯熟。

② 把芹菜择洗干净，留下梗，切成小段，放入开水中煮3分钟左右。

③ 把木耳和芹菜沥干水分盛入盘中，用盐、老抽、白糖、味精、麻油调味，搅拌均匀就可以食用了。

✤ 功效

芹菜富含木樨草素，能够起到治疗炎症的作用，对痛风有良好的防治功效。另外，芹菜富含纤维素，有助于排毒，提高人体免疫力。

适用人群　芹菜拌木耳清脆爽口，尤其适合痛风、高血压、冠心病患者食用。

蒜香海带丝

✤ 原料

海带丝200克，蒜末、葱花、盐、老抽、食用油各适量。

✤ 做法

① 将海带丝清洗干净，沥干水分后切成长短适中的段。

② 在油锅中倒适量食用油，烧热后用葱花爆香，然后淋入少许老抽。

③ 把海带丝倒入锅中，迅速翻炒片刻，然后加入蒜末，继续翻炒3分钟左右，用盐调味，搅拌均匀后就可以出锅了。

✤ 功效

海带是营养丰富的碱性食物，对改善痛风具有良好效果。和蒜搭配在一起，不仅健脾开胃，而且还能降血压。

适用人群　蒜香海带丝是一道老少皆宜的素菜，非常适合痛风、高血压患者食用。

糖醋南瓜丸

✠ 原料

南瓜300克，面粉100克，食用油、白醋、白糖、盐、淀粉各适量。

✠ 做法

① 将南瓜清洗干净，去皮，切成片，放入锅中蒸熟。

② 将南瓜片捣成泥，加入面粉，做成面糊。

③ 在油锅中倒适量食用油，当油五成热时，用勺子将面糊团成一个个小丸子，放入油锅中炸熟。

④ 在油锅中留一些底油，倒适量清水，用白糖、白醋、盐调汁，当糖汁变得黏稠，用淀粉勾芡。

⑤ 把炸好的丸子放入锅中迅速翻炒，让丸子均匀地裹上糖醋汁就可以出锅了。

✠ 功效

南瓜富含蛋白质、维生素，营养丰富，有利于改善痛风。此外南瓜丸子还可以促进消化，对肠胃大有好处。

适用人群

糖醋南瓜丸色香味俱全，非常适合痛风患者、食欲不振者食用。

素炒萝卜丝

✠ 原料

白萝卜400克，葱花、姜末、盐、食用油各适量。

✠ 做法

① 把白萝卜清洗干净，去皮后切成细丝。

② 在油锅中倒适量食用油，烧热后放入少许葱花、姜末爆香，然后将萝卜丝倒进去迅速翻炒。

③ 当萝卜丝变得透明时加适量清水，一边加盐调味，一边将汤汁慢慢收干，出锅的时候撒上剩下的葱花就可以了。

✠ 功效

白萝卜富含维生素C和多种矿物质，可以起到强身健体的功效，对痛风、糖尿病、高血压等疾病具有良好的防治作用。

适用人群

素炒萝卜丝清淡可口，非常适合痛风患者以及糖尿病、高血压等三高患者食用。

白菜烧粉丝

原料

大白菜400克，粉丝150克，食用油、酱油、料酒、香油、盐、味精、淀粉、姜末、葱花各适量。

做法

① 把大白菜清洗干净，切成窄条；将粉丝放入热水中，泡软后清洗干净。

② 在锅中倒适量食用油，烧热后用葱花、姜末爆香，然后加适量清水，并倒入一些酱油，把粉丝放入锅中煮至沸腾，接着用盐、味精、料酒调味，搅拌均匀后关火。

③ 在另一只锅中倒适量食用油，烧热后倒入白菜迅速翻炒，用盐、料酒调味。

④ 当白菜快熟时，把粉丝倒入白菜锅中，一同翻炒均匀，最后用淀粉勾芡并淋上香油就可以出锅了。

功效

粉丝含有丰富的碳水化合物，搭配富含水分的白菜，对改善痛风有显著效果。此外，白菜热量低，有减肥的作用。

适用人群

白菜烧粉丝口感又脆又糯，而且色泽诱人，非常适合痛风患者、高血压患者、肥胖者食用。

青椒丝瓜

原料

丝瓜300克，青椒100克，盐、味精、淀粉、食用油各适量。

做法

① 把丝瓜清洗干净，去皮，切成细条；把青椒的籽挖掉，清干净，切成方片。

② 在锅中倒适量食用油，烧热后放入青椒迅速翻炒，然后倒入丝瓜，并用盐调味。

③ 当丝瓜变软后，用淀粉勾芡，慢慢将汤汁收干，最后加一些味精调味就可以出锅了。

功效

青椒和丝瓜都属于低嘌呤食物，适合痛风患者食用。此外，青椒中的辣椒素能够降脂，对减肥很有帮助。

适用人群

青椒丝瓜色泽清丽，味道鲜美，尤其适合痛风患者、便秘者、肥胖者食用。

凉拌青笋

✤ 原料

青笋200克，胡萝卜100克，豆芽100克，花椒、盐、味精、米醋、香油、食用油各适量。

✤ 做法

① 把青笋、胡萝卜分别清洗干净，都切成细丝；将豆芽淘洗干净，沥干水分。

② 在锅中加半锅清水，煮沸后，把胡萝卜、豆芽分别放入开水中焯烫1分钟，捞出后过凉水，沥干水分。

③ 在油锅中倒适量食用油，烧热后放入花椒爆香，然后将花椒捞出来，留下花椒油。

④ 将青笋、胡萝卜和豆芽放在一起，淋上香油、花椒油，并用米醋、盐、味精调味，搅拌均匀后就可以食用了。

✤ 功效

青笋营养丰富，含有丰富的无机盐、维生素，极易被人体吸收，有助于改善痛风。此外，青笋中的烟酸能够促进糖代谢，对防治糖尿病有显著效果。

凉拌青笋口感爽脆，十分适合痛风患者、肥胖者以及糖尿病、高血脂等三高患者食用。

蒜苗炒山药

✤ 原料

蒜苗200克，山药200克，盐、味精、料酒、葱花、姜末、植物油各适量。

✤ 做法

① 把山药清洗干净，去掉皮，切成薄片；把蒜苗择洗干净，切成小段。

② 在油锅中倒适量食用油，烧热后用葱花、姜末爆香，然后放入山药、蒜苗一同翻炒。

③ 用料酒、盐调味，当食物熟透加适量味精就可以出锅了。

✤ 功效

蒜苗含有丰富的维生素C，能提高人体免疫力，起到预防痛风的作用。山药中的黏液蛋白有助于降血糖，具有防治糖尿病的功效。

蒜苗炒山药非常适合痛风、糖尿病患者食用。

苋菜笋丝炒鸡蛋

✛ 原料

苋菜300克，竹笋100克，鸡蛋2个，盐、味精、食用油各适量。

✛ 做法

① 把苋菜择洗干净，切成小段；把竹笋清洗干净，切成细丝。

② 将鸡蛋放入锅中煮熟，剥掉壳，留下蛋白，切成丝，蛋黄可以吃掉。

③ 在油锅中倒适量食用油，烧热后将苋菜倒进去快速翻炒，淋少许清水，将苋菜炒软。

④ 把笋丝倒入锅中一同翻炒，用盐调味，最后加入蛋白丝，翻炒均匀后用味精调味就可以出锅了。

✛ 功效

苋菜含有丰富的蛋白质、矿物质，既有助于提高抗病能力，又能清热解毒。竹笋富含优质蛋白和多种维生素，既有利尿的作用，又能促进尿酸的排泄。

适用人群　苋菜笋丝炒鸡蛋鲜嫩爽口，非常适合痛风患者、便秘者食用。

豉香莴笋

✛ 原料

莴笋200克，豆豉、豆瓣酱、葱花、姜末、蒜泥、盐、味精、胡椒粉、香油、植物油各适量。

✛ 做法

① 把莴笋清洗干净，切成片，用盐、料酒、味精腌制片刻。

② 在油锅中倒适量植物油，烧热后将豆豉、豆瓣酱、葱花、蒜泥、姜末放入锅中爆香，然后加一些清水，煮至沸腾。

③ 将盐、胡椒粉、味精加入汤中，调

成豉香汁，倒入碗中备用。

④ 在油锅中再次倒入适量植物油，烧热后将莴笋放入其中翻炒；当莴笋变熟后调入豉香汁，最后淋上香油就可以出锅了。

✛ 功效

莴笋中含有大量钾元素，有利尿的作用。此外，它富含纤维素，能清肠排毒，预防肥胖，对防治痛风有显著效果。

适用人群　豉香莴笋鲜香宜人，十分适合痛风患者、消化不良者、肥胖者食用。

马兰炒鸭蛋

✠ 原料

马兰头350克，鸭蛋2个，盐、味精、葱花、食用油各适量。

✠ 做法

① 将马兰头择洗干净，放入开水中焯一下，沥干水分后切碎。

② 将鸭蛋打入碗中，搅拌均匀。

③ 在油锅中倒适量食用油，烧热后用葱花爆香，然后把蛋液倒进去翻炒。

④ 蛋液凝成块后加入马兰头一同翻炒，并用盐调味，出锅时加适量味精提鲜即可。

✠ 功效

马兰头含有丰富的水分以及胡萝卜素、维生素等营养成分，有利尿、清肺的作用，搭配营养丰富的鸭蛋，能有效防治痛风。

适用人群

马兰炒鸭蛋是一道营养丰富的素菜，特别适合痛风、痰多咳嗽以及水肿患者食用。

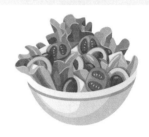

§ 荤菜系 §

牛奶小白菜

✠ 原料

小白菜3棵，纯牛奶200克，鸡肉150克，葱段、姜片、蒜末、食用油、酱油、盐、生粉各适量。

✠ 做法

① 把鸡肉清洗干净，剁成肉末，用酱油、生粉腌制5分钟左右。

② 在油锅中倒入适量食用油，烧热后用蒜末爆香，然后把鸡肉放入其中迅速翻炒。

③ 当鸡肉开始变色时，在锅中加2小碗清水，并放入葱段，用大火煮至沸腾。

④ 把牛奶倒入锅中，并加适量盐，盖上锅盖，煮至牛奶沸腾。

⑤ 把小白菜清洗干净，整棵放入牛奶

中，改用中火煮大约2分钟，当菜叶变软就可以出锅了。

作用。

✠ 功效

鸡肉富含蛋白质，与牛奶、小白菜搭配，能补充人体所需营养，起到强身健体的

 牛奶小白菜奶香浓郁，老少皆宜，非常适合痛风患者、儿童、骨质疏松者食用。

茭白炒肉片

✠ 原料

茭白300克，鸡肉200克，盐、料酒、酱油、淀粉、姜片、食用油各适量。

✠ 做法

① 把茭白清洗干净，切成片。

② 将鸡肉清洗干净，沥干水分后切成片，用盐、酱油、料酒、淀粉腌制10分钟左右。

③ 在油锅中倒适量食用油，烧热后用姜片爆香，然后倒入茭白迅速翻炒，变软后出锅。

④ 在油锅中再次倒适量食用油，烧热后放入鸡肉片翻炒，当颜色出现变化后加入茭白，并用盐、酱油调味，最后用淀粉勾芡，翻炒均匀就可以出锅了。

✠ 功效

茭白中的碳水化合物、蛋白质含量丰富，能够强身健体，有利尿的作用。另外，它低热量、高水分，是减肥、美容的佳品。

 茭白炒肉片营养丰富，适合痛风患者、消化不良者食用。

猪血黄花菜

✠ 原料

猪血200克，黄花菜100克，葱段、盐、味精、食用油各适量。

✠ 做法

① 把猪血清洗干净，沥干水分后切成薄块。

② 将黄花菜放入热水中浸泡片刻，变软后用清水洗净，沥干水分，切成小段。

③ 在油锅中倒适量食用油，烧热后放入葱段爆香，然后将猪血、黄花菜一同放入锅中翻炒，用盐调味，出锅时放味精调味就可以食用了。

✠ 功效

猪血中的维生素、矿物质含量非常丰富，有助于补充人体所需营养，不仅能改善痛风，还能预防贫血。

猪血黄花菜是一道鲜美的荤菜，适合痛风、贫血患者食用。

山药炒鱼片

✠ 原料

山药150克，青鱼200克，料酒、淀粉、香油、味精、盐、食用油、葱段、姜片各适量。

✠ 做法

① 把青鱼宰杀清洗干净，沥干水分后剔去皮和骨刺，切成片，用料酒、淀粉腌制片刻。

② 将山药清洗干净，去皮，切成薄片。

③ 在油锅中倒适量油，烧热后用葱段、姜片爆香，然后把鱼肉和山药一同倒入锅中翻炒。

④ 用盐调味，当食物炒熟时用淀粉勾芡，最后加适量味精，淋上香油，搅拌均匀后就可以出锅了。

✠ 功效

青鱼中的蛋白质含量非常丰富，而且脂肪含量低，搭配山药能够提高免疫力，预防肥胖并起到延年益寿的作用。

山药炒鱼片味道鲜美，非常适合痛风、腹泻患者以及身体虚弱者食用。

绿豆芽炒兔肉

✠ 原料

兔肉100克，绿豆芽200克，姜丝、盐、淀粉、白糖、香油、料酒、食用油各适量。

✠ 做法

① 把兔肉清洗干净，沥干水分后切成丝，放入碗中用盐、白糖、料酒、淀粉腌制5分钟左右。

② 把绿豆芽淘洗干净，沥干水分。

③ 在油锅中倒适量食用油，将兔肉放进锅中炒熟，出锅。

④ 再在锅中倒适量食用油，烧热后用

姜丝爆香，然后放入绿豆芽迅速翻炒。

⑤ 当绿豆芽七成熟时加入兔肉一同翻炒，用盐调味，在出锅的时候淋上香油就可以了。

✚ 功效

兔肉是高蛋白食物，富含多种维生素及人体必需氨基酸，不仅能强身健体，还可以美容养颜，搭配清爽的绿豆芽，能有效改善痛风。

适用人群

绿豆芽炒兔肉爽口不油腻，非常适合痛风患者以及高血压、冠心病、动脉硬化患者食用。

木瓜烧肉

✚ 原料

木瓜100克，猪瘦肉250克，料酒、盐、姜片、葱段、食用油各适量。

✚ 做法

① 把木瓜清洗干净，去掉皮，切成小块。

② 把猪瘦肉清洗干净，沥干水分后切成小块。

③ 在油锅中倒适量食用油，烧热后用葱段、姜片爆香，然后将木瓜、肉一起放入锅中翻炒，用料酒调味。

④ 当菜八成熟时淋少许水，用盐调味，将汤汁略收干，炒至菜熟就可以出锅了。

✚ 功效

木瓜富含维生素和氨基酸，有提高免疫力的作用，对风湿痛、关节炎有良好功效。

适用人群

木瓜烧肉非常适合痛风患者、关节炎患者、胃寒者食用。

洋葱炒肉

✚ 原料

洋葱200克，鸡肉200克，料酒、盐、姜末、食用油各适量。

✚ 做法

① 把鸡肉清洗干净，沥干水分后切成丝，用姜末、料酒腌制5分钟左右。

② 把洋葱清洗干净，切成窄条。

③ 在油锅中倒适量食用油，烧热后放入鸡肉翻炒。

④ 当肉八成熟时放入洋葱一同翻炒片

刻，最后倒入腌制鸡肉的汤汁，炒至食物变熟就可以出锅了。

功效

洋葱富含水分和多种无机盐，能利尿、降脂、强身健体，是防治痛风、骨质疏松、高血糖的佳品。

> **适用人群**　洋葱炒肉清香宜人，非常适合痛风、糖尿病患者以及骨质疏松的老人食用。

海带焖鲫鱼

原料

鲫鱼1条，海带100克，醋、白糖、香油、酱油、料酒、葱段、姜片、盐各适量。

做法

① 把鲫鱼处理干净，放入锅中，淋上料酒、酱油、醋，摆上葱段、姜片。

② 将海带泡软并洗净，切成条，同鲫鱼摆在一起。

③ 在锅中加适量水，盖上锅盖，用大火煮至沸腾，然后将火改小，用盐、白糖调味，慢慢把鱼焖熟，最后淋上少许香油就可以出锅了。

功效

鲫鱼含有丰富的优质蛋白质，能够为人体提供充足的营养，搭配海带，能强身健体、防治痛风。

> **适用人群**　海带焖鲫鱼口感鲜嫩，老少皆宜，非常适合痛风患者、营养不良者食用。

大蒜炒鳝片

原料

鳝鱼1条，大蒜300克，姜末、葱花、淀粉、料酒、盐、植物油各适量。

做法

① 把鳝鱼清理干净，去头，将鳝肉切成片，用盐、淀粉、姜末腌制10分钟左右。

② 把大蒜剥干净，清洗后切成片。

③ 在油锅中倒适量植物油，烧热后将蒜瓣倒进去迅速翻炒一下，然后捞出沥干油分。

④ 在锅中留下一些底油，用姜末、葱花爆香，把鳝肉放进锅中翻炒，加一些料酒。

⑤ 当鳝肉八成熟时倒入蒜瓣，并用盐调味，最后用淀粉勾芡，翻炒均匀就可以出锅了。

功效

鳝鱼营养丰富，不仅富含卵磷脂，还含有“鳝鱼素”，既可以健脑，又能利尿、降血糖、清肠毒，有效改善痛风、高血糖、动脉粥样硬化等疾病。

适用人群

大蒜炒鳝片味道鲜美，非常适合痛风患者、肥胖者、动脉粥样硬化患者以及营养不良、小便不利的人食用。

五彩牛肉丝

原料

牛肉200克，冬笋200克，青椒50克，胡萝卜50克，韭黄50克，粉丝50克，淀粉、酱油、香油、胡椒粉、味精、料酒、姜末、蒜瓣、食用油各适量。

做法

① 把牛肉清洗干净，沥干水分后切成丝，用酱油、淀粉、胡椒粉、料酒、姜末腌制半小时左右。

② 将冬笋清洗干净，切成丝，放入开水中焯烫片刻。

③ 把胡萝卜、青椒、韭黄分别清洗干净，胡萝卜、青椒切成丝，韭黄切小段。

④把粉丝放入热水中泡软，并淘洗干净。

⑤ 把盐、味精、酱油、胡椒粉、淀粉、香油调在一起，制成芡汁。

⑥ 在油锅中倒适量食用油，烧至四成热时将牛肉放进去过一下油，然后捞出沥干油分。

⑦ 在锅中留一些底油，用姜末、蒜瓣爆香，把牛肉、青椒、胡萝卜、冬笋、韭黄一同放入锅中翻炒，八成熟时加入粉丝，用调好的芡汁调味，翻炒均匀后就可以出锅了。

功效

牛肉含有丰富的铁、锌等矿物质，有提高免疫力、预防贫血的功效。

适用人群

五彩牛肉丝色香味俱全，十分适合痛风患者、营养不良者和贫血的人食用。

肉丝笋干

原料

鸡肉100克，笋干200克，盐、胡椒粉、料酒、生抽、食用油、蒜瓣各适量。

做法

① 将笋干放入热水中泡软，然后放入开水锅煮15分钟左右，过一下凉水，沥干水分后切成丝。

② 在油锅中倒适量食用油，烧热后放入笋干和鸡肉一同翻炒，用盐、胡椒粉、料酒、生抽调味，当食物熟透就可以出锅了。

功效

营养丰富的笋干搭配鸡肉，能够促进人体对营养的吸收，改善新陈代谢。

> 适用人群　肉丝笋干适合痛风患者、消化不良者食用。

大葱炒牛柳

原料

牛肉300克，大葱200克，青椒100克，鸡蛋1只，淀粉、盐、料酒、酱油、味精、姜片、食用油各适量。

做法

① 将牛肉清洗干净，沥干水分后切成丝，用盐、味精、料酒、姜片、淀粉、鸡蛋清腌制20分钟左右。

② 把大葱择洗干净，切成斜片；将青椒的籽挖掉，洗净后切成丝。

③ 在油锅中倒适量食用油，用姜片爆香，然后放入牛肉，炒至变色时出锅。

④ 在油锅中再倒入适量油，放大葱、青椒一同翻炒，用酱油、盐调味，炒至断生时加入牛肉，等食物全部熟透就可以出锅了。

功效

大葱有抗病毒、促消化的作用，和牛肉搭配对防治痛风、胃病等有良好效果。

> 适用人群　大葱炒牛柳香气宜人，非常适合痛风患者、食欲不振者食用。

胡萝卜炖牛腱

原料

胡萝卜200克，牛腱200克，姜片、料酒、盐各适量。

做法

① 将牛腱清洗干净，沥干水分后切成条块，放入开水锅中汆烫片刻，然后捞出。

② 把胡萝卜清洗干净，切成小块。

③ 在锅中倒适量清水，把牛腱、胡萝卜、姜片一同放进去，然后慢炖1小时左右，用盐、料酒调味，等食物熟透就可以出锅了。

功效

胡萝卜富含胡萝卜素，牛腱含有丰富的蛋白质，两者搭配营养丰富，能提高抗病能力，对预防痛风大有裨益。

适用人群

胡萝卜炖牛腱营养丰富，适合痛风患者、老人食用。

清蒸黄花鱼

原料

大黄花鱼1条，葱丝、姜丝、蒜末、盐、料酒、豉油各适量。

做法

① 把黄花鱼清理干净，用刀在鱼身上横着划几道口子，然后均匀地淋上一些料酒，抹上蒜末，摆上葱丝和姜丝。

② 在蒸锅中加适量水，烧开后，把黄花鱼盛入盘中，搁在蒸板上；把豉油倒入小碗中，同黄花鱼一起放入蒸锅。

③ 盖上锅盖，用大火蒸10分钟左右，然后改用小火继续蒸2分钟，关火。

④ 把黄花鱼取出来，拿掉葱丝和姜丝，重新在鱼身上摆一些新鲜的葱丝、姜丝，然后将豉汁浇在鱼肉上就可以食用了。

功效

黄花鱼富含蛋白质、维生素和矿物质，不仅能防治痛风，还可以防治失眠、贫血，有滋补的作用。

适用人群

清蒸黄花鱼口感细嫩，适合痛风患者、消化不良者食用。

韭菜烩鸭血

🕇 原料

鸭血200克，韭菜200克，盐、香油、胡椒粉各适量。

✝ 做法

① 把鸭血清洗干净，切成片，放入开水中焯烫一下，沥干水分。

② 将韭菜择洗干净，切成小段。

③ 在砂锅中加适量清水，将韭菜、鸭血放进去，加入盐、胡椒粉调味，大约煲

5分钟就可以关火，最后淋上少许香油就可以食用了。

✝ 功效

鸭血中的蛋白质、维生素、矿物质等含量丰富，有补血、清热等作用，能改善痛风、促进新陈代谢。

 韭菜烩鸭血非常适合痛风患者、肥胖者、便秘者以及贫血的人食用。

萝卜蜇丝

✝ 原料

白萝卜400克，海蜇皮150克，盐、白醋、味精各适量。

✝ 做法

① 将白萝卜清洗干净，去皮，切成丝，用盐腌制10分钟左右，滤去盐水。

② 把海蜇皮清理干净，在水中浸泡片刻，去掉腥味，再放入开水中氽烫一下，凉凉、沥干水分后切成丝。

③ 将白萝卜丝和海蜇丝放在一起，用盐、味精、白醋调味，搅拌均匀后就可以食用了。

✝ 功效

海蜇富含蛋白质、碳水化合物，有助于改善痛风，还有化痰、降压等作用，和萝卜搭配可以解油腻、醒酒。

 萝卜蜇丝清脆爽口，适合痛风患者、消化不良者、醉酒者、糖尿病人、高血压患者食用。

五香煎肉

✝ 原料

猪里脊肉300克，鸡蛋1个，五香粉、

盐、料酒、酱油、淀粉、香油、植物油、葱花、芝麻各适量。

做法

① 把里脊肉清洗干净，切成丝，用盐、蛋清、料酒、淀粉腌制10分钟左右。

② 把油锅放在火上烧热，倒入适量植物油，把里脊肉放入冷油中滑一下，捞出。

③ 当油烧至五成热时，将里脊肉一块块放进去，煎熟后把肉捞出来，沥干油分。

④ 在锅中留一些底油，倒适量料酒、酱油和清水，开大火煮至沸腾，然后把里脊肉倒进去，慢慢将汤汁收干。

⑤ 当汤汁将干时放入葱花、五香粉、盐，翻炒至熟，淋上香油、撒上芝麻就可以食用了。

功效

猪肉含有丰富的维生素，能够提高抗病能力，适量食用能预防痛风。五香煎肉香味宜人，还可以促进食欲。

> **适用人群**
>
> 五香煎肉色泽诱人，味道鲜香，适合痛风患者、食欲缺乏的人食用。

西瓜皮肉丝

原料

西瓜皮350克，鸡肉100克，葱段、盐、淀粉、料酒、食用油各适量。

做法

① 把西瓜皮清洗干净，去掉外面的硬皮，切成细丝，撒上一些盐，腌制20分钟左右。

② 将鸡肉清洗干净，沥干水分后切成丝，用淀粉、盐、料酒腌制半小时左右。

③ 在油锅中倒适量食用油，烧热后将肉放进锅中翻炒，炒至八成熟时出锅。

④ 在油锅中重新倒适量油，烧热后倒入西瓜皮，用大火炒至透明，然后将肉倒进去一同翻炒，用盐调味。

⑤ 在即将出锅的时候放一些葱段，当食物变熟后再撒上剩余的葱段就可以了。

功效

西瓜皮富含维生素C和水分，既可以增强抗病能力，又有利尿的功效，对痛风有良好的改善效果。

> **适用人群**
>
> 西瓜皮肉丝口感清爽，非常适合痛风患者、消化不良者、糖尿病患者食用。

葱烧兔肉

✛ 原料

兔肉400克，小葱200克，姜丝、酱油、盐、料酒、味精、植物油各适量。

✛ 做法

① 将兔肉清洗干净，沥干水分后切成块，用料酒、盐腌制半小时左右；小葱择洗干净，切段。

② 在锅中倒适量清水，烧开后把兔肉放进去焯一下，捞出沥干水分。

③ 在油锅中倒适量植物油，烧热后把小葱放进去，炒出香味后放入姜丝、料酒、酱油，然后加入兔肉一同翻炒。

④ 在油锅中加适量清水，盖上锅盖，用小火将兔肉烧至酥软，即将出锅的时候用味精调味就可以了。

✛ 功效

葱有促消化、抗病毒的作用，兔肉营养丰富，两者搭配对痛风、肠胃不适等疾病有很好的防治效果。

适用人群　葱烧兔肉鲜香诱人，老少皆宜，十分适合痛风患者、食欲不振者以及营养不良的人食用。

蒜泥火鸡肉

✛ 原料

火鸡胸脯肉300克，大蒜10克，醋、盐、酱油各适量。

✛ 做法

① 把火鸡肉清洗干净，放入蒸锅中蒸熟，凉凉后切成小块，放入盘中。

② 把大蒜剥好，清洗干净，剁成碎末，撒在火鸡肉上。

③ 用醋、盐、酱油调汁，浇在火鸡肉上就可以食用了。

✛ 功效

火鸡肉高蛋白、低脂肪，能为身体提供充足的营养，是滋补的佳品，起到强身健体的功效。

适用人群　蒜泥火鸡肉营养丰富，适合痛风患者、食欲不振者、气血两虚的人食用。

油煎芝麻鸡

✛ 原料

鸡胸脯肉400克，芝麻200克，鸡蛋1个，淀粉、盐、料酒、食用油、胡椒粉各适量。

✛ 做法

① 把鸡肉清洗干净，沥干水分后切成片，用淀粉、料酒、胡椒粉、盐、鸡蛋清腌制10分钟左右。

② 把芝麻均匀地撒在鸡肉上。

③ 在煎锅中倒适量食用油，烧热后将鸡肉片放在里面煎至熟透就可以了。

✛ 功效

鸡肉中的维生素C、蛋白质较为丰富，极易被人体吸收，适当食用可以改善痛风症状。

> **适用人群**　油煎芝麻鸡味道鲜香，适合痛风患者、营养不良者食用。

西芹鸡柳

✛ 原料

西芹300克，鸡胸脯肉150克，胡萝卜100克，鸡蛋1个，蒜瓣、盐、胡椒粉、淀粉、植物油各适量。

✛ 做法

① 将鸡胸脯肉清洗干净，沥干水分后切成丝，用淀粉、鸡蛋清、盐、胡椒粉腌制20分钟左右。

② 把西芹择洗干净，切成斜段；把胡萝卜清洗干净，切成丝。

③ 在油锅中倒适量植物油，烧热后用蒜瓣爆香，然后放入西芹、胡萝卜翻炒均匀，再放入鸡丝，用盐调味。

④ 即将出锅时用淀粉勾芡，炒至食物熟透就可以了。

✛ 功效

西芹中的蛋白质、碳水化合物、矿物质等营养成分含量丰富，有利尿、降血压等功效。

> **适用人群**　西芹鸡柳清淡不油腻，非常适合痛风、高血压、贫血患者及便秘者食用。

鸭肉冬粉

✛ 原料

鸭肉400克，粉丝100克，栗子100克，芹菜50克，料酒、盐、香油、味精、姜丝各适量。

✛ 做法

① 将鸭肉清洗干净，沥干水分后切成块，放入开水中焯一下。

② 把粉丝放入热水中泡软；把芹菜择

洗干净，切成末；将栗子去壳洗净。

③ 将鸭肉、姜丝、栗子放入砂锅中，加适量清水、料酒，慢炖40分钟左右，用盐、味精调味，然后放入粉丝继续炖5分钟左右。

④ 出锅的时候淋上香油，撒上芹菜末就可以了。

 功效

鸭肉属于高蛋白食物，有利尿、健胃、滋补等功效，对痛风、消化疾病、体质虚弱等有益。

> 适用人群
>
> 鸭肉冬粉营养丰富，味道鲜香，适合痛风患者、消化不良者及体质阴虚的人食用。

五香鹌鹑

 原料

鹌鹑1只，生菜200克，葱段、姜片、盐、料酒、酱油、胡椒粉、五香粉各适量。

做法

① 把鹌鹑宰杀、清洗干净，去掉头和爪，把生菜清洗干净。

② 在汤锅中倒适量水，放入酱油、盐、胡椒粉、五香粉、料酒、葱段、姜片，用大火煮至沸腾。

③ 把鹌鹑放入汤锅中，改用小火慢慢煮熟，然后将肉剔下来放在生菜叶上，盛入盘中，浇上一些汤汁就可以食用了。

功效

鹌鹑营养丰富，能利水消肿、补血、降压等，对痛风、贫血、营养不良等具有良好的防治功效。

> 适用人群
>
> 五香鹌鹑味道鲜美，非常适合痛风、贫血患者食用。

冬瓜炒肉片

原料

冬瓜400克，猪瘦肉100克，五香粉、葱花、姜丝、植物油、盐、味精各适量。

做法

① 将冬瓜的瓤挖掉，去皮，清洗干净，沥干水分后切片。

② 把猪瘦肉清洗干净，沥干水分后切

成薄片。

③ 在油锅中倒适量植物油，烧热后放入葱花、姜丝爆香，撒一些五香粉调味，然后放入肉片翻炒。

④ 当肉色出现变化时放入冬瓜片，淋一些清水，用盐调味，慢慢将汤汁收干，出锅的时候撒上味精就可以了。

 功效

冬瓜富含维生素C、钾，利尿、降压功效显著，还可以促进尿酸排泄，对防治痛风大有裨益。

适用人群

冬瓜炒肉片较适合痛风、高血压患者食用。

鱼茸蒸豆腐

 原料

草鱼肉200克，豆腐100克，蒜末、葱花、植物油、盐、香油、胡椒粉、淀粉各适量。

 做法

① 将鱼肉清理干净，剔去骨刺，剁成细茸，加一些胡椒粉、盐调味，搅拌均匀。

② 在豆腐中央挖一个洞，将鱼茸蘸一些淀粉放入其中。

③ 在油锅里倒适量植物油，烧热后放入蒜末、盐、胡椒粉调成蒜香汁，浇在豆腐上。

④ 把豆腐放入蒸锅，大约蒸5分钟后取出来，撒上一些葱花，淋上香油就可以食用了。

 功效

草鱼有促进血液循环、滋补等功效，豆腐可利尿、清热，两者搭配有助于防治痛风，而且能为人体补充能量。

适用人群

鱼茸蒸豆腐口感香滑、细嫩，非常适合痛风患者、孕妇、儿童和老人食用。

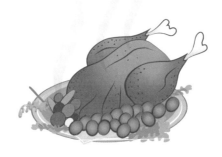

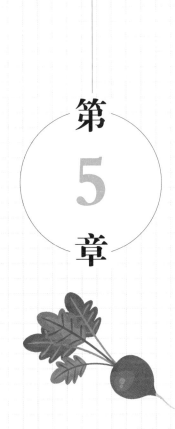

第 5 章

最有效、最实用的
改善痛风粥汤羹品

§粥品§

姜芝枸杞粥

原料

大米100克，枸杞子30克，核桃仁20克，黑芝麻20克，生姜20克。

做法

① 将大米淘洗干净，放入清水中浸泡半小时左右。

② 把生姜洗干净，切成丝。

③ 在锅中加适量清水，放入大米、枸杞子、核桃仁、黑芝麻，先用大火煮至沸腾，然后改用小火煮至米熟，最后放入姜丝，继续煮5分钟即可。

功效

核桃仁滋补身体，是难得的高脂肪补养品，有健脑、净化血液的功效；姜含有多种维生素，杀菌功效显著；芝麻富含蛋白质，这些食材再搭配枸杞子，食疗功效显著。

适用人群

姜芝枸杞粥营养丰富，适合痛风、高血压、消化不良者使用。

玉米山药粥

原料

玉米面150克，山药100克，冰糖适量。

做法

① 将山药清洗干净，放入蒸锅中蒸熟，去掉皮，切成丁；将玉米面调成糊状。

② 在锅中加适量清水，煮沸后将玉米面糊徐徐倒入锅中，用小火煮10分钟左右。

③ 把山药丁放入玉米粥中，小火煮5分钟左右即可，出锅时根据个人口味加冰糖食用。

功效

玉米面富含维生素E、纤维素、卵磷脂等，能有效改善痛风、高血压、高血脂、高血糖，是保健佳品。

适用人群

玉米山药粥醇香宜人，非常适合痛风患者、高血压患者、消化不良、肥胖者食用，糖尿病患者食用的话可以不放冰糖。

黑米鸡肉粥

✚ 原料

黑米200克，熟鸡肉150克，盐适量。

✚ 做法

① 将黑米淘洗干净，放入清水中浸泡片刻，把熟鸡肉切成小丁。

② 在锅中加适量清水，把黑米放入锅中，用大火煮至沸腾，然后改用小火慢慢熬煮。

③ 当黑米熟烂时放入鸡丁，继续熬煮10分钟左右，用盐调味，当粥变得黏稠就可以出锅了。

✚ 功效

黑米含有丰富的碳水化合物，能促进尿酸排泄，而且它还富含钙、铁等微量元素，有良好的补血功效。

黑米鸡肉粥营养丰富，适合痛风患者、哺乳期的女性、营养不良者食用。

丝瓜大米粥

✚ 原料

丝瓜200克，大米200克，盐适量。

✚ 做法

① 将大米淘洗干净，放入清水中浸泡半小时左右。

② 将丝瓜清洗干净，去皮，切成小块。

③ 在锅中加适量清水，将大米放进去，用大火煮至沸腾，然后改用中火煮至五成熟。

④ 把丝瓜放入锅中，改用小火慢慢熬煮，用盐调味，直到米熟烂、丝瓜熟透就可以食用了。

✚ 功效

丝瓜大米粥有清肺、通乳的功效，而且还能防治痛风、高血压、高脂血症等疾病。

丝瓜大米粥口感清淡，十分适合痛风患者、痰多咳嗽者、孕妇以及三高患者食用。

姜枣鲫鱼粥

原料

鲫鱼1条，大米100克，干大枣20克，姜丝、葱花、盐、料酒、味精各适量。

做法

① 将大米淘洗干净，放入清水中浸泡半小时左右。

② 把鲫鱼清理干净，切成块，放入锅中，同时加入姜丝、葱花、料酒和适量清水，煮至熟烂，将骨刺去掉，留下鱼肉。

③ 另取一只锅，加适量清水，放入大米用大火煮至沸腾，然后改用小火慢慢熬煮，同时加入干大枣。

④ 当大米熟烂的时候放入鱼肉，用盐调味，出锅时放一些味精提鲜就可以了。

功效

红枣含有丰富的蛋白质、维生素C等营养物质，与姜搭配在一起，能提高人体免疫力，预防疾病。

适用人群 姜枣鲫鱼粥营养美味，非常适合痛风患者、营养不良者食用。

红薯粥

原料

红薯300克，大米100克。

做法

① 将红薯清洗干净，不用去皮，切成小块。

② 将大米淘洗干净，放入清水中浸泡30分钟左右。

③ 在锅中加适量清水，把大米和红薯放进去，用大火煮至沸腾，然后改用小火慢慢熬至粥熟就可以了。

功效

红薯富含纤维素和果胶，清肠排毒功效显著，而且开胃健脾。此外，红薯还可以补充维生素A，防治夜盲症。

适用人群 红薯粥非常适合痛风患者、消化不良者、夜盲症患者食用。

薏米黄鳝粥

原料

薏米100克，大麦100克，鳝鱼1条，大米50克，茯苓30克，姜片、食用油各适量。

做法

① 将鳝鱼清理干净，去头，把肉切成块。

② 在油锅中倒适量食用油，烧热后放入鳝鱼翻炒，将鳝肉炒熟。

③ 把大麦、茯苓、薏米、大米、姜片分别清洗干净，一同放入盛有清水的锅中，先用大火煮至沸腾，然后改用小火慢熬，当粥熟烂后放入鳝鱼继续熬10分钟左右，就可以出锅了。

功效

薏米利尿消肿，搭配营养丰富的黄鳝，既可以改善痛风，还能抑制血糖。

> 适用人群
>
> 薏米黄鳝粥营养丰富，十分适合痛风、糖尿病患者食用。

车前草苋菜粥

原料

车前草50克，苋菜50克，小米100克，葱花、盐、味精各适量。

做法

① 把车前草、苋菜分别择洗干净，沥干水分后切碎。

② 将小米淘洗干净，放入盛有清水的锅中，用大火煮至沸腾，然后改用小火慢熬。

③ 当小米将熟时，放入车前草、苋菜和葱花，继续熬煮10分钟左右，出锅的时候用盐、味精调味就可以了。

功效

车前草有清热解毒、利尿的功效，可促进尿酸排泄，对痛风有防治作用。此外，它还能改善高血压、高血糖、咳喘等疾病。

> 适用人群
>
> 车前草苋菜粥清新宜人，尤其适合痛风、糖尿病、高血压患者以及痰多咳嗽者食用。

奶香麦片粥

原料

大米100克，牛奶200克，燕麦片50克。

做法

① 将大米淘洗干净，放入清水中浸泡30分钟左右。

② 在锅中倒适量清水，放入大米，用大火煮至沸腾，然后改用小火慢慢熬至煮熟。

③ 将牛奶倒入粥中，用中火煮至沸腾，然后放入燕麦片，改用小火继续熬煮10分钟，就可以出锅了。

功效

燕麦片富含多种维生素和钙、铁、磷等矿物质，有滋补、强身的功效，与牛奶一起熬粥，有良好的保健功效。

> 适用人群
>
> 奶香麦片粥奶香浓郁，是老少皆宜的粥品，尤其适合痛风、高血压和动脉粥样硬化患者食用。

强身杏仁粥

✠ 原料

杏仁50克，大米100克，牛奶200克。

✠ 做法

① 将杏仁清洗干净，用开水烫一下，去掉外衣，然后放入搅拌机打成泥。

② 把大米淘洗干净，放入清水中浸泡30分钟左右。

③ 在锅中加适量清水，放入大米，用大火煮沸，然后改用小火熬至粥熟。

④ 在粥中加入杏仁泥和牛奶，用小火继续煮5分钟左右就可以关火了。

✠ 功效

杏仁富含脂肪油、多种维生素，既可以预防心血管疾病，还能改善痛风，满足人体所需营养。

强身杏仁粥十分适合患有痛风、咳喘以及消化不良的人食用。

玉米须粥

✠ 原料

玉米须30克，大米100克。

✠ 做法

① 将大米淘洗干净，放入清水中浸泡30分钟左右。

② 把玉米须放入温水中浸泡片刻，并漂洗干净。

③ 在锅中加适量清水，把玉米须放进去，用大火煮至沸腾，然后继续煮10分钟左右。

④ 把玉米须捞出来，把大米放进去，改用小火慢慢熬至煮熟，就可以出锅了。

✠ 功效

玉米须有利尿消肿、降血压、降血糖等功效，对痛风、高血压、糖尿病等具有显著的防治功效。

玉米须粥口感清淡，非常适合痛风、水肿、肝炎、糖尿病患者食用。

蒲公英粥

✠ 原料

干蒲公英50克，干金银花30克，大米100克。

✠ 做法

① 将大米淘洗干净，放入清水中浸泡半小时左右。

② 在砂锅中加适量清水，放入蒲公英、金银花煎煮30分钟，然后滤去渣滓。

③ 把大米放入砂锅中，先用大火煮至沸腾，然后改用小火慢慢熬至粥熟，就可以食用了。

 功效

蒲公英中的蒲公英醇、胆碱等物质

有利尿的功效。此外，它还富含碳水化合物，对痛风有良好的防治功效。

> 适用人群
>
> 蒲公英粥适合痛风患者、火气旺的人、乳腺炎患者以及三高人群食用。

百合首乌粥

 原料

百合20克，何首乌20克，糙米100克，蜂蜜适量。

 做法

① 将何首乌漂洗干净，放入盛有清水的砂锅中熬煮半小时，然后滤去渣滓。

② 将糙米淘洗干净，放入清水中浸泡半小时。

③ 将百合切成瓣，放入开水中焯烫一下。

④ 在锅中加适量清水，放入糙米，用大火煮至沸腾，然后加入百合、何首乌汁，改用小火慢慢熬煮，当粥变熟后根据个人口味加适量蜂蜜，就可以食用了。

 功效

百合有安神、润肺等功效，而且含有多种生物碱，有提高免疫力的作用。而何首乌具有健脑、降血脂、降胆固醇等作用。两者

搭配，可以防治痛风、高血脂等疾病。

> 适用人群
>
> 百合首乌粥口感清新，非常适合痛风患者、便秘者、食欲不振者、高血脂患者以及女性食用。

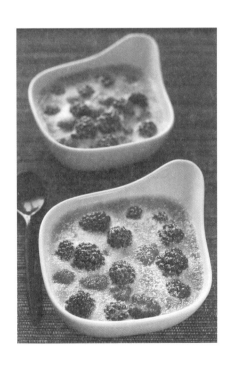

§ 汤品 §

蛋黄菜花汤

✠ 原料

鸡蛋2个，菜花200克，香菜、盐、味精、食用油各适量。

✠ 做法

① 将菜花掰成小朵，清洗干净，然后放入开水锅中煮3分钟左右，捞出后过凉，沥干水分。

② 将鸡蛋放入锅中煮熟，然后将蛋清、蛋黄分离下来，蛋清切成细丝，蛋黄捣成泥。

③ 在油锅中倒适量食用油，烧热后放入蛋黄泥翻炒，加一些清水，将菜花、蛋清放进去，用盐调味，开大火煮10分钟左右。

④ 当食物变熟后用味精提鲜，再撒一些香菜就可以食用了。

✠ 功效

菜花含有丰富的维生素C，能提高人体抵抗力，而且它富含水分，有利尿的作用，可以促进尿酸排泄。

适用人群

蛋黄菜花汤滋补身体，老少皆宜，适合痛风患者、营养不良者和食欲缺乏者。

苦瓜豆腐汤

✠ 原料

苦瓜200克，豆腐300克，料酒、酱油、香油、食用油、盐、味精、淀粉各适量。

✠ 做法

① 将苦瓜清洗干净，沥干水分后切成片，把豆腐切成小块。

② 在油锅中倒适量食用油，烧热后把苦瓜放进去迅速翻炒，然后加适量开水，并放入豆腐块。

③ 用大火将汤煮沸，然后改用小火煮10分钟左右，用料酒、酱油、盐调味，最后用淀粉勾芡，出锅时撒上味精、香油就可以了。

✠ 功效

苦瓜清热解毒，豆腐富含蛋白质，两者一同做汤能防治痛风、降血压、降血糖，还可以去火、清肠毒。

适用人群

苦瓜豆腐汤清淡而略带苦味，非常适合痛风、糖尿病、高血压患者食用。

冬瓜薏米兔肉汤

✛ 原料

兔肉200克，冬瓜300克，薏米50克，姜片、盐各适量。

✛ 做法

① 将冬瓜清洗干净，去掉外皮，切成块。

② 把薏米淘洗干净，放入清水中浸泡20分钟左右。

③ 将兔肉清洗干净，切成小块，放入开水锅中焯烫一下，捞出后沥干水分。

④ 在砂锅中倒适量清水，将冬瓜、兔肉、薏米一同放进去，同时加入姜片，用大火煮至沸腾，然后改用小火慢煲，用盐调味。当食物全部熟透后就可以关火了。

✛ 功效

这道汤有利尿、清热、降脂等功效，可以促进尿酸排泄，还能防治高血脂、动脉粥样硬化、肥胖症等。

适用人群　冬瓜薏米兔肉汤营养丰富，十分适合痛风、高血脂、动脉粥样硬化患者以及肥胖者食用。

丝瓜绿茶汤

✛ 原料

丝瓜300克，绿茶10克，盐适量。

✛ 做法

① 把丝瓜清洗干净，去掉外皮，切成片。

② 在砂锅中加适量清水，放入丝瓜，并用盐调味，煮至瓜熟。

③ 在锅中加入绿茶，继续熬煮10分钟左右，就可以关火了。

✛ 功效

丝瓜利尿、促消化，绿茶清热去火，两者搭配能防治痛风、肥胖、上火等疾病。

适用人群　丝瓜绿茶汤清香宜人，尤其适合痛风患者、上火者、肥胖者食用。

油菜鸭血汤

✣ 原料

油菜300克，鸭血150克，盐、香油、食用油、葱花各适量。

✣ 做法

① 把鸭血清洗干净，切成片，将油菜择洗干净，沥干水分后切成段。

② 在油锅中倒适量食用油，烧热后用葱花爆香，然后加适量清水，用大火煮沸。

③ 将鸭血放入锅中，先用大火煮沸，然后改用中火煮10分钟左右，接着放入油菜，改用小火熬煮，并用盐调味。当食物变熟时淋上香油就可以出锅了。

✣ 功效

油菜富含矿物质、维生素，搭配鸭血，有提高人体免疫力的作用，对痛风、贫血有良好的改善效果。

适用人群

油菜鸭血汤味道鲜美，非常适合痛风患者、贫血者、消化不良者食用。

木耳猪血汤

✣ 原料

猪血300克，木耳100克，盐适量。

✣ 做法

① 将木耳放入热水中泡软，清洗干净后撕成小朵。

② 把猪血清洗干净，切成块。

③ 在砂锅中加适量清水，放入猪血和木耳，用大火煮至沸腾，然后改用小火慢炖，并用盐调味，当食物变熟就可以出锅了。

✣ 功效

木耳和猪血富含营养，有强身健体的功效，极具滋补作用。

适用人群

木耳猪血汤非常适合痛风患者、贫血患者、孕妇食用。

莲子黑枣小麦汤

✠ 原料

莲子30克，小麦50克，黑枣100克，冰糖适量。

✠ 做法

① 将小麦淘洗干净，放入盛有水的砂锅中煮半小时左右，滤去渣滓，留下汁液。

② 将莲子、黑枣分别淘洗干净，莲子去心，黑枣去核。

③ 将黑枣、莲子放入盛有小麦汁的锅中熬煮，直到食物熟烂为止，加适量冰糖就可以食用。

✠ 功效

莲子有降压、安神的作用，黑枣含有丰富的蛋白质、碳水化合物。两者搭配可以改善痛风、失眠等疾病。小麦营养丰富，具有强身健体的功效，极具滋补作用。

莲子黑枣小麦汤香甜可口，十分适合痛风、失眠以及神经衰弱者食用。

黄芪乌鸡汤

✠ 原料

乌鸡1只，黄芪10克，胡萝卜50克，葱段、姜片、盐、胡椒粉各适量。

✠ 做法

① 将乌鸡宰杀干净，放入开水中焯烫一下，去掉腥味。

② 将胡萝卜清洗干净，切成片，把黄芪切成片。

③ 在汤碗中加适量清水，调入盐、胡椒粉，然后把乌鸡、胡萝卜、黄芪、葱段、姜片一同放进去，再把汤碗搁在蒸锅中，大约蒸半小时就可以出锅了。

✠ 功效

黄芪有利尿、护肝、降压等功效，搭配营养丰富的乌鸡，能够起到滋补、强身的作用。

黄芪乌鸡汤非常适合痛风患者、贫血者、月经不调的女性食用。

紫菜鸭蛋汤

✛ 原料

紫菜30克，鸭蛋1个，盐、姜丝、香油各适量。

✛ 做法

① 将紫菜放入温水中泡发，漂洗干净。

② 在砂锅中加适量清水，把紫菜放进去，熬煮10分钟后放入姜丝，并用盐调味。

③ 将鸭蛋打入碗中，搅散后淋入锅中，用大火煮至沸腾，最后加适量香油就可以出锅。

✛ 功效

紫菜含有大量胆碱、钙、铁、甘露醇等营养元素，有利尿、防贫血、消水肿等作用。鸭蛋富含蛋白质，有滋补功效。两者搭配能够防治痛风、高血压等疾病。

适用人群

紫菜鸭蛋汤非常适合痛风患者、高血压患者、骨质疏松者、营养不良者食用。

当归鲤鱼汤

✛ 原料

鲤鱼1条，当归10克，黄芪10克，枸杞子10克，大枣10克，盐、味精各适量。

✛ 做法

① 将鲤鱼清理干净，将当归、黄芪、枸杞子、大枣分别淘洗干净，大枣去核。

② 在砂锅中加适量清水，把鱼放进去，同时加入当归、黄芪、枸杞子、大枣。先用大火煮至沸腾，然后改用小火慢煲，调入盐，当食物变熟后用味精提鲜就可以关火了。

✛ 功效

当归有补血、降血脂、降血压等功效，鲤鱼含有大量人体所需氨基酸，两者搭配可以强身健体、防治疾病。

适用人群

当归鲤鱼汤非常适合痛风、高血压、冠心病患者食用。

芹菜黄瓜鸡肉汤

✛ 原料

鸡肉300克，黄瓜200克，油菜150克，芹菜100克，胡椒粉、盐、味精、香油各适量。

✠ 做法

① 将鸡肉清洗干净，沥干水分后切成丝。

② 将黄瓜清洗干净，切成片，把油菜、芹菜分别择洗干净，油菜掰开，芹菜切成段。

③ 在锅中加适量清水，用大火烧至沸腾，然后放入鸡肉、黄瓜，改用小火慢煲。

④ 当食物七成熟时加入油菜、芹菜，用盐、胡椒粉调味，出锅时加入适量味精、香油就可以了。

✠ 功效

这道汤有利尿、促消化、降胆固醇等功效，有助于防治痛风、肥胖、高血压、糖尿病等疾病。

适用人群 芹菜黄瓜鸡肉汤非常适合痛风患者、三高人群、肥胖者食用。

海带冬瓜汤

✠ 原料

冬瓜400克，海带150克，盐、味精、食用油、葱花、姜丝各适量。

✠ 做法

① 将冬瓜清洗干净，去掉外面的硬皮，切成块。

② 将海带泡在热水中，泡软后漂先干净。

③ 在油锅中倒适量食用油，烧热后将冬瓜和海带一同放进去翻炒片刻。

④ 在锅中加适量开水，放入姜丝，慢慢煮半小时左右，同时用盐调味。出锅的时候撒上葱花、味精就可以了。

✠ 功效

海带冬瓜汤富含蛋白质、钙、铁、锌等矿物质，营养丰富，有利尿、降脂、清热去火等功效。

适用人群 海带冬瓜汤非常适合痛风、高血脂、糖尿病患者以及肥胖者食用。

茼蒿蛋清汤

✠ 原料

茼蒿300克，鸡蛋2个，盐、香油各适量。

✠ 做法

① 将茼蒿择洗干净，切成小段。

② 把鸡蛋打入碗中，只留蛋清。

③ 在锅中加适量清水，把茼蒿放进去，用大火煮至沸腾，然后调入蛋清，改用小火慢慢煮。

④ 当食物变熟，用盐调味，淋上香油就可以出锅了。

功效

茼蒿和鸡蛋清都有养胃、利尿的功效，能够润肺、清火，并防治痛风、高血压等疾病。

> **适用人群**
>
> 茼蒿蛋清汤清淡爽口，十分适合痛风患者、痰多咳嗽者、消化不良以及高血压患者食用。

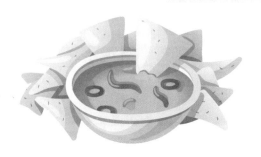

§羹品§

碧绿鱼肉羹

原料

荠菜300克，草鱼肉200克，鸡蛋2个，盐、味精、胡椒粉、淀粉、香油各适量。

做法

① 将荠菜择洗干净，放入开水中焯烫一下，沥干水分后剁碎。

② 将草鱼肉清洗干净，沥干水分后切成片，把鸡蛋打入碗中，只留蛋清。

③ 在锅中加适量清水，用大火煮至沸腾，然后用盐、胡椒粉调味，放入鱼肉，用小火慢慢煮。

④ 鱼肉八成熟时放入荠菜和蛋清，搅拌均匀，食物快熟时用淀粉勾芡，最后用味精、香油调味就可以出锅了。

功效

荠菜含有丰富的维生素C、胡萝卜素，能有效抗击病毒，还可防治眼病，此外它还有利尿、消水肿等功效，能改善痛风、高血压等疾病。

> **适用人群**
>
> 碧绿鱼肉羹鲜香美味，非常适合痛风患者、夜盲症患者、三高人群食用。

枣香山药羹

✛ 原料

大枣50克，百合50克，山药150克，淀粉、冰糖各适量。

✛ 做法

① 将山药清洗干净，刮掉外皮。

② 将大枣、百合分别漂洗干净，大枣去核，百合掰成小瓣。

③ 在锅中加适量清水，放入山药、百合、大枣，先用大火煮沸，然后改用小火慢慢煮。

④ 当食物将熟的时候调入适量冰糖，然后用淀粉勾芡，搅拌均匀后就可以出锅了。

✛ 功效

这道羹营养丰富，可以促进消化、补血，改善痛风症状。此外，山药中的黏液蛋白、维生素、矿物质等营养成分可以清除血液中的垃圾，有效防治心血管疾病。

适用人群　枣香山药羹香甜可口，十分适合痛风患者、消化不良者、高血脂患者食用。

清爽芦荟羹

✛ 原料

食用芦荟200克，西瓜皮100克，姜片、淀粉各适量。

✛ 做法

① 将芦荟清洗干净，去掉小刺，切成小块。

② 把西瓜皮清洗干净，去掉硬皮，切成薄片。

③ 在锅中倒适量清水，把芦荟、西瓜皮、姜片放进去，用大火煮至沸腾，然后改用小火慢慢煲。当食物将熟时用淀粉勾芡，搅拌均匀就可以出锅了。

✛ 功效

芦荟、西瓜皮富含水分，有清热解毒、利尿等功效，对痛风有良好的改善作用。

适用人群　清爽芦荟羹十分适合痛风患者、糖尿病患者、消化不良者、肥胖者食用。

雪梨鸭肉羹

原料

梨1个，鸭肉200克，香菜、盐、胡椒粉、味精、淀粉各适量。

做法

① 将鸭肉清洗干净，沥干水分后切成丁，把梨洗干净，削皮，切成丁。

② 在锅中加适量清水，把鸭肉、梨放进去，先用大火烧至沸腾，然后改用小火慢煮，调入盐、胡椒粉。

③ 当食物将熟时用淀粉勾芡，最后调入味精、撒上香菜就可以出锅了。

功效

梨富含水分和蛋白质、微量元素等营养物质，能促进尿酸的排泄，对痛风、关节炎等有良好的防治功效。

适用人群

雪梨鸭肉羹口感清新，尤其适合痛风、关节炎、高血压患者食用。

鸡蓉玉米羹

原料

新鲜的玉米粒200克，鸡蛋2个，淀粉、冰糖各适量。

做法

① 将玉米粒清洗干净，把鸡蛋打入碗中，用筷子搅拌均匀。

② 在锅中加适量清水，把玉米粒放入锅中，用大火煮至沸腾，然后改用小火慢煮。

③ 当玉米粒八成熟时，用淀粉勾芡，并淋入蛋汁，出锅的时候放适量冰糖就可以了。

功效

玉米含有丰富的碳水化合物、纤维素等营养物质，能促进新陈代谢，和营养丰富的鸡蛋搭配，有助于改善痛风。

适用人群

鸡蓉玉米羹营养丰富，比较适合痛风患者、消化不良者以及三高人群食用。

牛肉菜粒羹

✠ 原料

牛肉200克，洋葱100克，胡萝卜100克，西红柿100克，黄油适量。

✠ 做法

① 将牛肉清洗干净，放入开水中焯烫片刻，沥干水分后剁碎。

② 把胡萝卜清洗干净，切成丁，然后放入开水中煮熟。

③ 将洋葱、西红柿分别清洗干净，切成丁。

④ 将黄油放入锅中，烧热后倒入洋葱，搅拌均匀。

⑤ 在锅中加适量清水，同时放入胡萝卜、西红柿、牛肉，用小火慢慢煮至肉熟，就可以出锅了。

✠ 功效

这道羹营养丰富，能补充人体所需营养，有助于改善痛风、贫血等疾病。

适用人群　牛肉菜粒羹非常适合痛风患者、贫血患者、营养不良者食用。

鲫鱼羹

✠ 原料

鲫鱼1只，豆豉30克，姜片、葱段、蒜末、胡椒粉、盐、料酒、酱油、食用油各适量。

✠ 做法

① 将鲫鱼清理干净，去掉骨刺，将肉剁碎，用清水调成糊。

② 在锅中加适量清水，放入豆豉，用大火煮至沸腾，然后把鱼肉倒进去，用小火煮5分钟左右。

③ 把葱段、姜片、蒜末、酱油、料酒、盐加入锅中，用大火煮至沸腾后加入胡椒粉就可以食用了。

✠ 功效

鲫鱼羹味道鲜香，有消水肿、利尿、健脾开胃等功效。

适用人群　鲫鱼羹适合痛风患者、水肿患者、食欲缺乏者食用。

薏米橘羹

✙ 原料

薏米200克，蜜橘300克，淀粉、白糖各适量。

✙ 做法

① 将蜜橘剥开，把橘肉掰成瓣，切成丁。

② 将薏米淘洗干净，放入清水中浸泡1小时左右。

③ 在锅中加适量清水，把薏米放进去，用大火煮至沸腾，然后改用小火将薏米煮熟。

④ 把蜜橘、白糖放入锅中，煮至沸腾后用淀粉勾芡，继续煮5分钟就可以出锅了。

✙ 功效

蜜橘富含维生素C，能提高人体抵抗力，对痛风有良好的预防功效。此外，蜜橘还能促进消化、防治冠心病。

适用人群　鲫鱼羹适合痛风患者、水肿患者、食欲缺乏者食用。

香菜鸡蛋羹

✙ 原料

香菜50克，鸡蛋2个，葱花、盐、香油各适量。

✙ 做法

① 将香菜择洗干净，沥干水分后切碎。

② 将鸡蛋打入碗中，加少许盐搅拌均匀后撒上香菜，然后放入锅中蒸熟。

③ 出锅时撒上葱花、淋上香油就可以食用了。

✙ 功效

鸡蛋营养丰富，能为人体提供充足的营养物质，有助于增强痛风患者的身体免疫力。

适用人群　香菜鸡蛋羹适合痛风患者、营养不良者、食欲缺乏者食用。

薏米山药羹

✠ 原料

薏米150克，山药200克，淀粉适量。

✠ 做法

① 把薏米放入清水中淘洗干净，然后浸泡1小时左右。

② 将山药清洗干净，刮掉外皮，切成丁。

③ 在锅中加适量清水，烧开后放入薏米，用大火煮至沸腾，然后加入山药，改小火慢慢煮。

④ 当食物熟烂时用淀粉勾芡，搅拌均匀后就可以关火了。

✠ 功效

这道羹口感香糯，有利尿、消水肿、养胃等作用。

适用人群　薏米山药羹适合痛风患者、水肿患者、肠胃不适者食用。

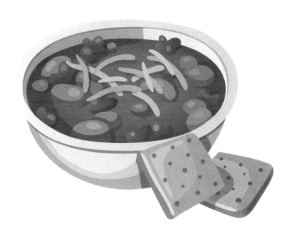

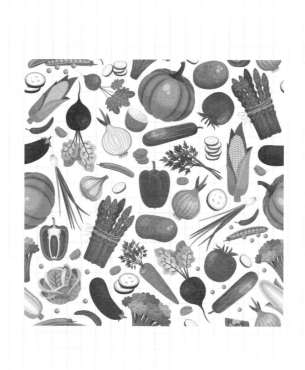

第

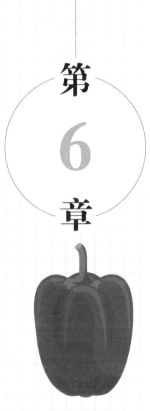

6

章

最适合痛风患者服用的
中药材

威灵仙——减少尿酸形成

✚ 小常识

威灵仙质地坚硬而脆，性温，其味微苦、辛、咸，又名铁山扫、白条根和老虎须等。在我国主要分布于东南地区，如浙江、江苏、安徽、广西和广东等省。威灵仙用途极为广泛，能够起到活血通络、祛风除湿、消除骨鲠的效果，同时对胆结石、食管癌、足跟疼痛以及跟骨骨刺等具有很好的疗效。

✚ 药理作用

威灵仙根主要含有内酯、白头翁内酯、糖类、酚类、甾醇、皂苷、氨基酸等多种成分，不仅对消除骨鲠、去除风湿、通络止痛具有很好的功效，而且对治疗风寒阻滞所引起的关节疼痛等功效显著。此外，威灵仙还可用于治疗关节炎、结膜炎、扁桃体炎、腮腺炎、急性黄疸型传染性肝炎以及丝虫病等。

✚ 治疗痛风功效

威灵仙含有多种成分，具有降压、降血糖、抗利尿等功效，其对于肢体麻木、腹内冷积、腰膝冷痛、风寒湿痹、胸膈痰饮、筋骨脉动拘挛等疗效显著。此外，痛风的根源主要是因体内血尿酸过多，从而导致体内呈酸性，而威灵仙中含有很多种成分可以减少体内的酸性物质从而使人体达到一个平衡的状态，进而达到有效治疗痛风的效果。

温馨提示 威灵仙对人体产生很强的走散力，长期服用会导致体虚，因此体虚者、气血不畅者以及怀孕者要慎用。威灵仙不要与面汤类或茶水同时服用。威灵仙一般存放于干燥处。

玉米须——利尿消肿

✚ 小常识

玉米须性温，味甘、淡，又名玉麦须、棒子须等。因气候的差异性，玉米分布的地区和播种季节也有所差异，主要以内蒙古、东北三省、四川、河南、山东等地为主。玉米须不仅可以治疗糖尿病、胆结石、胆囊炎，而且还具有平肝利胆、泄热通淋等功效。

✚ 药理作用

玉米须具有利尿利胆、止痛降糖、降压止血的功效，能够促进胆汁分泌、增加氯化物排出量，从而降低其黏稠性和胆红质的含量，进而起到利尿作用。玉米须含有的发酵制剂，对降低血糖也有很好的疗效。此外，玉米须含有的成分对末梢血管具有扩张作用，不仅可以起到降压功效，而且还能够有效防治胆囊炎、乳腺炎、哮喘、荨麻疹等。

 ### 治疗痛风功效

玉米须富含有维生素K、苹果酸、柠檬酸、硝酸钾、糖类、无机盐、谷固醇、豆固醇和挥发性生物碱等多种成分，不仅可有效治疗由内分泌紊乱和代谢失调所引起的痛风性关节炎，而且对利尿利胆、平胆止血、止泻降压也起到很好的治疗效果。此外，玉米须还可有效防治慢性肾炎、肾病综合征、胆结石、胆囊炎、黄疸肝炎、肾炎、高血压以及鼻炎等。

> 温馨提示
>
> 玉米须属性比较平和，一般人群均可食用。需要注意的是，通常要将玉米须存放在阴凉干燥的地方。

茯苓——利尿效果持久

小常识

茯苓性平，味甘、淡，俗称松苓、云苓、松木薯和茯灵等，有"四时神药"之称。主要产于我国四川、河南、湖北、云南以及安徽等地。茯苓对治疗呕吐泄泻、失眠健忘、心悸不安、脾虚食少、水肿胀满和小便不利等都具有很好的疗效。

药理作用

茯苓含有有机酸、氨基酸、脂肪、蛋白质、葡萄糖、钾盐、胆碱、腺嘌呤、卵磷脂和多种酶等多种成分，可以促进尿中钾、钠、氯的排出，不仅可以起到利尿的效果，而且还能够增强机体免疫起到抗肿瘤效果。此外，茯苓还可有效地抑制溃疡、抗癌、降血糖和保护肝脏等。

 ### 治疗痛风功效

茯苓可有效治疗溃疡性黑色素瘤、水湿痰饮、心神失养、脾虚不化等。另外，茯苓可以起到缓解关节疼痛的效果，进而达到有效防治痛风的目的。此外，茯苓还能够有效地预防白血病、食管癌、胃癌以及肝癌等。

> 温馨提示
>
> 茯苓虽然属性温和，但是气血不足者、虚寒精滑者和阴虚者要慎用。并且茯苓不宜与地榆、雌黄、秦艽、鳖甲、米醋等一同服用，否则会对身体不利。

黄芪——降血糖，利小便

✠ 小常识

黄芪性温，味甘，又称蜀脂、棉芪、黄耆等。在我国主要分布于内蒙古、黑龙江、甘肃、山西等地区。黄芪可有效治疗气虚乏力、便血崩溃、内热消渴、久溃不敛、表虚自汗等，还可有效防治慢性肾炎、糖尿病等病症。

✠ 药理作用

黄芪主要含有氨基酸、叶酸、多糖、锌以及蔗糖等多种元素，不仅可以有效地提高机体免疫力和防止细胞衰老，而且还能起到保肝利尿、降压以及抗疲劳的效果。此外，黄芪中含有的多种成分还具有抗应激、抗肿瘤、抗骨质疏松、抗病毒性心肌炎、抗溃疡的功效。

✠ 治疗痛风功效

黄芪含有多种微量元素，可有效治疗因嘌呤代谢紊乱所导致的反复发作性痛风性急性关节炎、痛风石慢性关节炎。此外，黄芪还能够有效地增强非特异性免疫、特异性功能以及缓解衰老等。

> 虽然黄芪属性温和，但是食欲缺乏者、脾胃虚弱者、气虚下陷者、胃下垂者、气滞湿阻者、阴虚阳亢者、感冒者以及经期者要慎用，否则会对身体不利。黄芪应当存放在干燥通风透气的地方。

当归——抑制尿酸形成

✠ 小常识

当归性温，味甘、辛，又被称作云归、西当归、岷当归和秦归等。在我国主要产于云南、青海、甘肃以及贵州等地。当归的药用价值很高，可有效治疗气血不畅、月经紊乱、大便不畅者，同时对风寒伤痛、跌打扭伤和血虚津亏也有很好的疗效。

✠ 药理作用

当归含有多种活性成分，如有机酸、维生素和挥发油等，可有效预防辐射、炎症及血栓的形成，另外还具有清除自由基、提高免疫力、增加血液循环和降压等效果，同时对调节子宫平滑肌、冠心病、风寒伤痛和跌打扭伤也有很好的作用。

✤ 治疗痛风功效

当归通过减少血浆纤维蛋白原以降低血液的黏稠度，起到防止血栓形成的功效。它对肾脏的保护作用主要是改善肾小球的滤过功能以及肾小管的重吸收功能，以使肾小管病变恢复原状。同时当归对于尿酸的形成也能起到很好的抑制作用，可治疗痛风伤寒等。此外，当归中含有的多种微量元素还可有效促进头发的生长。

 当归具有延缓衰老和护肤养颜的功效，还可有效治疗哮喘，适用于气虚者、头晕目眩者以及大便干燥者，但孕妇要慎用。当归应当存放在干燥通风和透气的地方，以防潮湿。

百合——改善痛风性关节炎

✤ 小常识

百合质地坚硬且脆，性微寒，味甘，没有毒性，又被叫做山丹、倒仙、番韭等，它主要分布在我国东部地区。

✤ 药理作用

百合含有的铜、硒等多种微量元素，能有效地减少肿瘤细胞的生长，从而对肺癌、鼻咽癌以及白血病的治疗能够起到很好的辅助作用。此外，百合不仅可以有效地治疗伤寒风痛，而且还能够润肺止咳、美容养颜和宁心安神。

✤ 治疗痛风功效

百合含有的多种微量元素，不仅能有效抑制白细胞的病变，达到缓解伤寒所引起的关节疼痛症状，而且还有利于利尿消肿、排毒解热等。此外，百合含有的成分还能达到消除炎症、疏通肠胃、消除疼痛等功效。

 百合虽然可以治疗体虚，但也不适宜过量服用，否则容易伤身。百合属性寒凉，咳嗽者、虚寒者、脾胃不和者和怀孕者要慎用。百合应当存放在干燥、通风和透气的地方。

芦根——消肿利尿

✤ 小常识

芦根性寒，味甘，又被称作芦头、芦柴根、芦芽根、苇子根、苇根、芦茅根等。芦根的分布极为广泛，在我国各地均有分布。芦根不仅具有清热止咳、消肿利尿、消烦去燥的功效，而且还能够有效地治疗胃火旺盛和呕吐不止等。

药理作用

芦根含有的薏苡素有抑制骨骼肌收缩的作用，而且有比较弱的中枢抑制作用，具有镇静、镇痛作用。

治疗痛风功效

芦根不仅具有清热解毒、利尿消肿和润肺止咳的功效，而且对于伤寒痛风、烦躁呕吐者也起到很好的治疗效果。同时，芦根可以溶石，很适合尿酸性疾病和患有痛风的人食用。如果饮用芦根水，还可以达到利尿消肿、润肺生津等功效。

> **温馨提示**
> 芦根不宜同巴豆一起服用，否则会导致身体不适。虽然芦根适用于一般人群，但是脾胃不和者和体虚寒凉者要慎用。芦根最好存放在干燥、通风透气的地方。

车前子——利尿作用明显

小常识

车前子性寒，味甘，又被叫做车前实、蛤蟆衣子、猪耳朵穗子、凤眼前仁等。车前子为多年生草本植物，在我国大部分地区都有分布。车前子具有明目利尿、清热解毒、祛痰止泻等功效，同时对水肿胀满、目赤障翳、痰热咳喘、小便不利以及淋浊带下等也有很好的治疗效果。

药理作用

车前子含有大量的桃叶珊瑚苷、车前黏多糖、车前子酸、琥珀酸、腺嘌呤、胆碱以及脂肪油等多种元素，不仅可以很好地治疗高血压、慢性气管炎、急慢性细菌性痢疾以及小儿单纯性消化不良等多种病症，而且还有利于祛痰利尿和镇咳平喘等。此外，长期服用车前子还可以有效地预防高血压。

治疗痛风功效

车前子含有的车前子酸和车前子苷，可以有效地促进尿酸和氯化钠的排出量，从而很好地预防痛风伤寒和高血压等病症。此外，车前子还有利于增加支气管的分泌物量，从而促进机体的呼吸作用，进而达到平喘止咳和祛痰的效果。

> **温馨提示**
> 通常一般人都可以食用车前子，但肾虚者、精滑者、体寒者及怀孕者要慎用。另外，车前子应当存放在干燥、通风透气的地方。

何首乌——降血脂，补肝肾

✠ 小常识

何首乌性温，味甘、苦、涩，又被叫作多花蓼、紫乌藤、野苗、交茎、夜合、桃柳藤、九真藤等。何首乌分布的范围比较广泛，主要分布在我国的陕西南部、甘肃南部、四川、云南以及贵州等地。何首乌具有清热解毒、润肠通便、消痈散结等功效。

✠ 药理作用

何首乌富含脂肪油、大黄素甲醚、大黄酸、大黄酚、土大黄苷以及卵磷脂等多种成分，不仅可以有效治疗目眩头晕、心悸失眠和少白头等症状，而且还能够提高机体的免疫力，防止细胞衰老，有延年益寿等功效。此外，何首乌可以起到润肠通便、滋阴补血和镇咳的作用。

✠ 治疗痛风功效

何首乌还有利于促进冠脉血管的扩张，可以降低外周围血管的阻力，进而达到降压的效果。此外，何首乌还有降低血脂和防止动脉粥样硬化等作用。而高血脂是引发痛风的病因之一。

> 何首乌不要同葱、蒜以及无鳞鱼一同食用，否则会伤身。另外，有肝病史者以及其他严重疾病者必须在专业医生指导下服用，同时建议大便溏泄者和湿痰者要慎用。

桃仁——抑制尿酸形成

✠ 小常识

桃仁性平，味苦、甘，又被叫作毛桃仁、大桃仁和扁桃仁等。桃仁分布极为广泛，主要分布在我国的河北、河南、山西、山东、陕西、甘肃以及四川、云南等地区。桃仁具有活血通络、润肠通便、祛瘀止血、平喘止咳等功效，另外，它还可用于治疗痛经、大便燥结、跌打扭伤等病症。

✠ 药理作用

桃仁富含苦杏仁苷、挥发油、脂肪油、苦杏仁酶等多种成分，不仅具有抗过敏、抗炎症、抗肿瘤和祛瘀血的功效，而且对血液循环也起到很好的调节作用。此外，桃仁中的提取液具有增加血流量、降低血管阻力、舒张血管的作用，进而达到改善血流动力的效果，并且桃仁还能有效改善动物肝脏表面微循环，以促进胆汁分泌。

治疗痛风功效

桃仁含有油酸、甘油酯和少量亚油酸等多种成分，不仅有润肠通便、活血化瘀的功效，而且对于女性月经不调也起到很好的调节作用。此外，桃仁还能够有效地抑制尿酸的形成，达到治疗伤寒风痛的目的。

> **温馨提示**
>
> 桃仁适用于一般人群，但大便溏泄者、血虚者以及怀孕者要慎用。桃仁应当存放在干燥、通风透气的地方。

蒲公英——减轻水肿

小常识

蒲公英性寒，味甘、苦，又叫作蒲公草、尿床草、西洋蒲公英和食用蒲公英等。蒲公英为多年生草本植物，其使用部位主要是花、叶、茎、根等。它在我国大部分地区都有生长。蒲公英具有消肿散结、清热解毒和抗胃溃疡的功效。

药理作用

蒲公英含有蒲公英醇、蒲公英素、有机酸、菊糖以及胆碱等多种成分，不仅能够有效地治疗上呼吸道感染、泌尿系感染、尿路感染等，而且对于胃炎、肝炎、咽炎、急性扁桃体炎、急性阑尾炎和急性支气管炎也能达到很好的治疗效果。此外，蒲公英对于眼结膜炎、淋巴腺炎、胆囊炎以及急性结膜炎的治疗也起到很好的辅助作用。

治疗痛风功效

蒲公英营养价值极高，不仅可以作为汤品食用，而且还有利尿利胆、治疗腹泻、清热解毒和消除散结的功效，这些对治疗痛风都十分有益。此外，蒲公英还可以有效地防止真菌感染。

> **温馨提示**
>
> 蒲公英不宜过量服用，否则会引起恶心呕吐、腹部疼痛等。虽然蒲公英适用于一般人群，但伤寒体虚者、脾胃不和者以及怀孕者要慎用。蒲公英应存放在干燥、通风和透气的地方。

荷叶——降低胆固醇含量

✤ 小常识

荷叶性寒，味微苦、甘，为睡莲科植物莲的叶子，广泛分布于我国南北各地。荷叶不仅具有清热解毒、健脾益胃、凉血止血和涩肠止泻的功效，而且还能够很好地治疗暑热烦渴、暑湿泄泻、脾虚泄泻和血热吐衄等病症。

✤ 药理作用

荷叶含有的生物碱、有机酸以及黄酮苷等多种成分，不仅对治疗呕吐、腹泻、漆疮水肿和黄水疮有很好的疗效，而且它的降血脂作用也能起到减肥的效果。此外，长期服用荷叶水还可有效预防冠心病、胆结石以及脂肪肝等多种病症。

✤ 治疗痛风功效

荷叶富含的原荷叶碱、莲碱、维生素C以及多糖等，不仅具有清热解毒、凉血止血的功效，而且还能很好地预防高血压、高脂血症和高胆固醇等疾病，对痛风也有较好的防治作用。与此同时，荷叶还能起到祛痰湿和治腹泻的作用。此外，想瘦身的朋友还可以利用荷叶来减肥降脂。

 温馨提示

荷叶的用途极为广泛，能用来做荷叶山楂饮、荷叶茶、荷叶粥等。荷叶适用于一般人群，但气虚者、体弱者和怀孕者要慎用。荷叶应当存放在干燥、通风透气的地方。

山药——维持酸碱平衡

✤ 小常识

山药性平，味甘，没有毒性，俗称"薯蓣"，又称药蛋、山薯、淮山药、怀山药等。山药为多年草本植物，在我国的分布范围很广，主要分布在我国的河北、河南、山西、山东以及中南、西南等地区。山药具有益肺补肾、健脾健胃、养胃生津等功效。

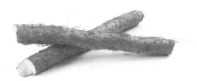

✤ 药理作用

山药含有的黏液蛋白，有利于降低血糖，同时对血脂在血管壁的沉淀也起到阻止作用，能有效预防心脑血管疾病。山药还含有淀粉酶、多酚氧化酶等，有利于脾胃消化吸收功能，含有的矿物质及其他营养成分对人体也大有裨益，可达到补中益气、安神益智、消渴生津的效果。另外，山药中富含的皂苷和胆碱等多种物质，可以降低胆固醇和甘油三酯，能够有效改善高血压和高血脂等。此外，山药还能够增加人体T淋巴细胞的数量，提高机体免疫力，防止细胞衰老，起到延年益寿的效果。

 ## 治疗痛风功效

山药作为一种低钠高钾的食物，对于急性痛风患者也起到很好的治疗效果。此外，山药同莲子、扁豆、乌鸡一起食用还可达到美容养颜的效果。

温馨提示　山药不宜同猪肝、黄瓜、南瓜、胡萝卜等一起食用，也不应同海味食物一同食用，否则会引起腹痛、恶心、呕吐等症状，且便秘者、感冒患者、肠胃积滞者要慎用。

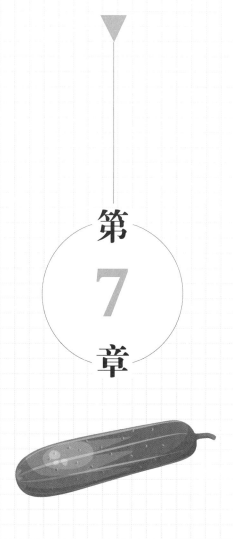

第

7

章

痛风特殊人群的
最佳饮食建议

青少年痛风人群的饮食建议

近几年，随着生活水平的提高，尤其是人们的饮食结构越来越多样化，导致痛风的发病年龄越来越年轻化。临床上认为痛风是一种全身性代谢疾病，因体内尿酸成分过多所致。

俗话说："有果必有因。"不错，导致青少年痛风的原因也不是单方面的，它是综合因素的结果。青少年高脂肪、高热量的饮食会导致身体内嘌呤代谢异常，最终导致痛风的产生。另外，青少年过度饮酒会导致痛风。因为酒精在体内代谢以后，会大量吸收水分，从而加快了尿酸沉积在关节组织的速度，进而引起痛风。

为了让青少年人群摆脱痛风的困扰，建议及时就诊，并调整饮食结构。

✠ 饮食建议

（1）限制嘌呤的摄入量。如果对于嘌呤的摄入量不加以控制，就会使体内嘌呤含量增多，从而促进尿液中尿酸含量持续增长，使病情恶化程度加剧。因此，低嘌呤饮食能够很好地控制体内嘌呤的含量，进而达到缓解病情的目的。

（2）要多喝水。青少年痛风患者要适当地喝水，就可以有效地促进尿酸排泄，有利于疾病的康复。

（3）多参加户外运动。青少年痛风人群要多参加一些户外运动，如爬山、散步、打太极拳等，这样不仅可以起到强身健体的效果，而且还能够提高人体的免疫力，同时也有助于疾病的恢复。

（4）不喝酒，不抽烟，否则会对病情不利。

中年痛风人群的饮食建议

随着社会经济的快速发展，生活节奏的逐步加快，人们的生活方式也越来越不健康，这尤其体现在很多中年人身上。过度抽烟喝酒、高糖高脂高胆固醇饮食、运动量少、精神过于紧张、不能很好地释放压力等，这些不健康的生活方式导致了一系列疾病的发生，特别是由这些因素引起的痛风已经严重威胁到了中年人的健康。

经研究发现，中年人中90%以上的痛风都是因为工作应酬而造成的，且大多数患者都存在饮食结构不合理、高嘌呤饮食、每天有饮酒习惯等问题。尤其是人一到中年，体重增长很快，身体也很容易发福，体内的尿酸水平也会随之增高，而且一旦尿酸在血液中的浓度过高，或者是排泄量过少，就会因为沉积而导致痛风出现。那么中年痛风患者应该怎样注意饮食呢？

✠ 饮食建议

（1）首先要维持合理的体重，如果过于肥胖则应该适度减肥。但是，减肥时应该遵循循序渐进的原则，不然会很容易诱发酮症或急性痛风。

（2）多食用利于尿酸排出的富含碳水化合物的食物，如米饭、馒头、面食等。

（3）依照自己的体重按比例摄入蛋白质，如每千克体重可摄入蛋白质0.8～1克，而且最好是从牛奶和鸡蛋中摄取，如果食用的是瘦肉、鸡鸭肉等则应该去掉汤以后再吃，另外禁止食用炖肉或卤肉。

（4）减少脂肪的摄入，因为脂肪会对尿酸的排出有影响。尤其是痛风并发高脂血症患者，摄入的脂肪量应该不超过总热量的20%～25%。

（5）增加饮水量，每天的饮水量最好保持在2000～3000毫升，以便于尿酸的排出。同时还要减少盐的摄入量，最好每天不要超过2～5克。

（6）禁止喝酒，酒精很容易促使乳酸在体内形成堆积，从而减缓尿酸的排出，导致痛风的发作。

（7）低嘌呤饮食，尽量避免食用嘌呤含量较多的食品，如动物内脏、骨髓、海味、豆类和发酵食品等。

老年痛风人群的饮食建议

随着年龄的增长，老年人的患病率也越来越高。痛风就是最常见的一种全身性代谢疾病，主要因体内嘌呤代谢异常所致。老年痛风多表现为关节刺痛、乏力、皮肤潮红以及瘙痒等，并常常伴有高血压、糖尿病以及不同程度的肾功能不全等多种疾病。为了能够让老年人群免受因痛风带来的损害，建议老年痛风人群要及时就医诊治，同时还应拥有一套合理的饮食方案。

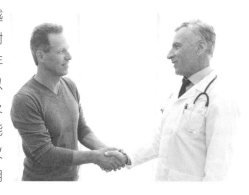

✠ 饮食建议

（1）多食碱性食物。老年痛风患者多食碱性食物，不仅可以有效地中和体内多余的尿酸成分，而且还大大提高了尿酸盐的可溶性，进而促进尿酸的排泄，达到缓解病情的效果。

（2）适当食用蛋白质。老年痛风患者要适当地食用一些富含蛋白质的食物，最好每日每千克体重以不超过1克为宜。

（3）控制脂肪的摄入量。随着年龄的增长，老年人群的消化功能也在逐渐减退，如果进食高脂肪食物，不仅会抑制尿酸排泄，从而提升尿酸在血液中的含量，最终导致痛风疾病的反复发作，而且还会使病情加剧。

（4）预防肥胖。在老年人群中肥胖症往往会提升痛风的患病率，适度的饮食，适当的运动，以使体重维持在正常范围之内。

（5）忌烟酒，不吃辛辣刺激性食物，否则会导致复发。

产后痛风人群的饮食建议

正因为女人在产后身体极度疲劳，因此很容易被各种疾病困扰。当然，痛风就是比较常见的一种，它对女性的健康带来严重的损害。临床上常见的产后痛风症状主要有关节疼痛、肿胀，白细胞增多，尿酸沉积量增多，血尿酸值偏高等。由于高尿酸是痛风最显著的特点，因此产后痛风比较常见。为了使产后妈妈能够早日摆脱痛风的困扰，建议及早就医诊治，并调整饮食结构以辅助治疗。

✥ 饮食建议

（1）产后痛风患者应当多食用一些碱性食物，少食或不食用酸性食物。因为产后人群本身尿酸含量就很高，如果再进食酸性食物，不但不利于病情的恢复，而且还会对疾病产生副作用。反之，多食用一些碱性食物，不仅可以维持机体酸碱平衡，而且还有利于尿酸的排泄。

（2）对水的摄取量。产后痛风人群适当地摄取水分，这样有助于增加尿酸的可溶性，以促进尿酸排泄。另外，产后痛风患者要少喝汤，因为汤中的嘌呤含量过高，会增加体内尿酸的含量，不利于病情的康复。

（3）多食用蔬菜，因为蔬菜不仅可以补充体内缺少的维生素C，而且还有助于降低嘌呤的含量，从而降低尿酸含量，进而达到缓解病情的目的。

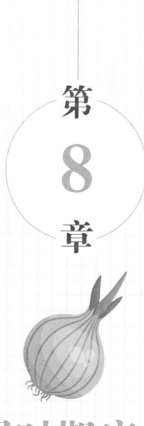

第

8

章

不同时期痛风的
最佳饮食方案

痛风急性发作期的饮食建议

在生活中很多疾病往往都来势汹汹，让患者措手不及，当然痛风也不例外。医学研究表明，痛风是由于长期嘌呤代谢紊乱导致体内尿酸成分过高而引发的疾病。在临床上主要分为四个阶段，而痛风急性发作期就是其中之一。

关节炎是痛风急性发作期最主要的表现，虽然早期并发部位会比较单一，但是随着时间的慢慢推移会逐渐侵犯到人体的各个关节，进而引发各种疾病。如果不把疾病扼杀在摇篮里，那么病情进一步恶化会导致关节畸形，甚至肾功能减退等多种严重性疾病。因此，建议痛风急性发作期患者要采取有效的治疗措施。另外，合理的饮食结构也会对病情起到辅助治疗的效果。

✠ 饮食建议

（1）控制嘌呤的摄入。在饮食中尽量食用低嘌呤食物，避免高嘌呤饮食，以降低外源性尿酸的形成。

（2）保持基本的热量，同时合理摄入蛋白质、脂肪和碳水化合物。处于急性发作期的患者，每日可摄入蛋白质40~65克，最好主要是从牛奶、鸡蛋和植物蛋白中摄取。另外脂肪的摄入量最好不要超过50克，尽量避免食用油炸、油煎食品。另外，主要从谷物中摄取碳水化合物，平时饮食以精粮为主。

（3）摄入的水分要充分。这个时期的患者每日最好保持2000~3000毫升的饮水量，这样才有利于尿酸浓度的降低，进而加快尿酸的排出。

（4）多食用富含B族维生素、维生素C及矿物质的蔬菜及水果。特别是碱性水果和蔬菜，以促进尿酸盐的溶解，加快尿酸的排泄。

（5）避免饮酒，同时远离刺激性食品。另外还要控制盐的摄入，以每天食用5~6克盐为宜。

痛风急性发作期的饮食方案

处于痛风急性发作期的人群，在饮食的各个方面都要有所注意，下面我们就依次来介绍一下处在这个阶段的痛风患者需要注意的地方。接下来我们先要了解的是，急性发作期的患者可以选用哪些食物呢？

✠ 可选食物

蔬菜类：最好选择碱性蔬菜和海藻类，比如胡萝卜、白萝卜、马铃薯、黄瓜、藕、莴苣、海带、紫菜、芹菜、西红柿、山芋、大白菜、木耳等。

　　奶类：酸奶、牛奶、炼乳和麦乳精等。

　　谷薯类：最好选用精粮，比如精白米、精粉面包、面条、馒头、通心粉和苏打饼干等。

　　鱼肉蛋类：最好食用不含嘌呤的蛋类，可少量选用海参、海蜇皮、鳜鱼等低嘌呤的水产类，并且要在弃汤后再吃。

　　油类：尽量不要食用动物油，最好是食用植物油。

✤ 每日食物量计算

　　处于痛风急性发作期的患者在饮食方面要合理安排，做好计划，首先我们要计算好全日所需要的食物量，这样才能保证日常的健康。

　　假如我们要为一位身高1.70米、体重64千克、需要卧床休息的痛风急性发作期患者安排饮食。如果其每日每千克体重所需要的热量是20千卡，那经过计算，其全日所需要的热量约是1280千卡，而按碳水化合物占总热量的60%、脂肪占总热量的25%、蛋白质占总热量的15%来计算，那么患者需要碳水化合物190克，需要脂肪35克，需要蛋白质50克，所需要的食物量见表8-1。

表8-1　所需食物量

种类	交换份	食物量/克
蔬菜	1	500
谷物类	8	200
牛奶	1.5	250
鱼肉蛋类	2.5	蛋150或肉125或鱼200
食油	1	10

　　计算好了食物所需要的量，那下面我们就按照早餐1/5、午餐2/5、晚餐2/5的原则来看一下三餐食物的分配，见表8-2。

表8-2　三餐食物的分配

三餐	食物/克
早餐	谷类40，蔬菜100，牛奶250
午餐	谷类80，蔬菜200，油5，蛋75或肉60或鱼100
晚餐	谷类80，蔬菜200，油5，蛋75或肉60或鱼100

　　另外，处于痛风急性发作期的患者最好合理安排自己的一周食谱，具体可参考表8-3。

表8-3 一周食谱

三餐	星期一	星期二	星期三	星期四	星期五	星期六	星期日
早餐	凉拌黄瓜 馒头 牛奶	凉拌马铃薯丝 面包片 酸奶	凉拌萝卜丝 花卷 牛奶	海带丝 煮鸡蛋 白米粥	胡萝卜丝 苏打饼干 牛奶	黄瓜丝 馒头 牛奶	马铃薯丝 煮鸡蛋 白米粥
午餐	西红柿炒蛋 冬瓜 精白米饭	黄瓜木耳汤 清炒芥蓝 馒头	西红柿鸡蛋汤 蔬菜水饺	西红柿鸡蛋汤面	马铃薯炒肉丝 油菜汤 馒头	精白米饭 洋葱炒蛋 青菜汤	黄瓜木耳汤 素包子
晚餐	水汆肉丝 青菜面条	精白米饭 蒜薹炒蛋 青菜汤	青椒炒肉丝 白米粥 馒头	水汆鱼香肉丝 海带汤	精白米饭 醋熘白菜 冬瓜汤	水汆鸡肉丝 青菜面条	西红柿鸡蛋汤 青椒炒肉丝 精白米饭

高尿酸血症期的饮食建议

痛风疾病的前期又称高尿酸血症期，处于这个时期的痛风患者主要的特征就是尿酸浓度过高，其实在这个时期患者还没有出现痛风石、关节炎和尿酸结石等病症。因此，治疗痛风高尿酸血症期的关键就是降低尿酸含量。如果痛风高尿酸血症期的患者不能及时就医诊治，就会使病情进一步恶化，甚至引发各种并发症。因此建议痛风高尿酸血症期患者们不仅要对症治疗，而且还应当调整饮食结构。

✛ 饮食建议

（1）痛风高尿酸血症期患者要合理摄入蛋白质，尤其是体质消瘦、劳动量过大的患者，以及老年患者，蛋白质摄入一定要充足，这样有助于稳定病情。

（2）限制嘌呤的摄入量。痛风高尿酸血症患者低嘌呤饮食有利于降低外源性嘌呤代谢的含量，以控制体内尿酸成分，进而达到缓解病情的目的。应当多吃一些不含嘌呤的蔬菜、水果以及碱性食物，这样可以促进尿酸盐结晶的可溶性和排出量。另外，痛风高尿酸血症患者应严格控制高脂肪的摄入量，不仅可以防止肥胖，而且还有利于病情的康复。

（3）痛风高尿酸血症患者要禁止喝酒，禁止抽烟，防止病情加重，否则会导致疾病恶化，甚至引发各种并发症。

痛风间歇期的饮食建议

痛风间歇期是指上次痛风发作与这次痛风发作之间的一个相对静止期，也就是我们常说的疼痛缓解期。在这个阶段，人体的尿酸值一直处于正常范围之内。因此，这个时期我们所遵循的原则应该是减少痛风发作次数，设法延长间歇期时间。而这就需要我们使血尿酸的浓度长期处于正常范围之内，以降低肾损害和痛风石并发的概率。

但是很多患有痛风的朋友往往会在这个时候产生一种错觉，错误地认为自己的痛风已经痊愈，从而逐渐降低了自己在各方面的要求。在间歇期，痛风患者一旦在饮食方面有所放松，那么痛风很有可能在一年之内就会复发，因此即使是在间歇期，痛风患者仍要坚持合理的饮食。

✠ 饮食建议

（1）要尽量避免各种诱因，如最好不要有酗酒、疲劳、受凉、暴饮暴食及外伤现象，以避免这些因素诱发痛风的复发。

（2）痛风间歇期的患者要控制钠盐的摄入量。如果摄入大量的钠盐，会导致人体水肿，甚至还会引起高血压、肾脏病等各种疾病。因此建议每人每天的钠盐摄入量以不超过6克为宜。

（3）痛风间歇性患者要禁止食用高嘌呤的食物，适宜选用中嘌呤食物，多食低嘌呤食物。因为高嘌呤饮食会直接增加体内的嘌呤含量，使尿酸含量上升，最终导致病情反复发作。另外，痛风间歇期患者也应适当控制蛋白质的摄入量，因为摄入过量的蛋白质，会导致人体处于微酸的环境，促进尿酸结晶的形成，也同样会对身体产生副作用。因此建议每人每天蛋白质的摄入量要以不超过65克为佳。

（4）在痛风间歇期间，要禁止食用高嘌呤海鲜，远离烟酒，否则会使痛风复发。此外，还要适度地参加户外运动，以保持正常体重。

痛风慢性期的饮食建议

大家不要认为痛风慢性期对人体的伤害不大，其实它已经在慢慢危害着人们的身体了。这个阶段往往会出现痛风石、痛风性肾炎、尿酸结石以及慢性关节炎等多种并发症，最严重的是痛风慢性期的患者其肾功能已经受到了严重损害。虽然有些痛风患者还没有感觉到身体有什么不适，但是随着时间的增长病情也在不断地侵蚀着人们的身体。建议痛风慢性期患者及时就医诊治，否则会导致病情进一步恶化，甚至引发各种严重疾病。同时，合理膳食还有助于疾病的康复。

✠ 饮食建议

（1）痛风慢性期患者要严格限制热量的摄入量。如果患者摄入过多的热量，不仅使体重增加，而且还会加速尿酸合成，从而导致痛风发作。

（2）痛风慢性期患者要严格限制高嘌呤食物的摄入量，适当吃一些低嘌呤的食物，因为高嘌呤饮食会促使体内嘌呤继续增长，加深尿酸的浓度，进而加快病情的进一步恶化。

（3）痛风慢性期患者还应当多喝水，这样有利于促进体内有害物质的可溶性，以促进尿酸排泄。与此同时，患者还要做到少喝肉汤，因为肉汤中嘌呤含量太多，会加重病情。

（4）对于肥胖的痛风慢性期患者来说，要保持乐观积极的心态，适当运动，使体重降至正常范围内，从而可以预防病情的恶化。

（5）痛风慢性期患者应注意不吸烟、不喝酒，也不要喝咖啡和浓茶等饮品，否则会使病情反复发作。

痛风非急性发作期的饮食方案

一般情况下，我们将高尿酸血症期、间歇期和慢性期统称为痛风非急性发作期。同样在这三个时期内，也要有相应的饮食计划。接下里我们先要了解的是，非急性发作期患者可以选用的食物。

✠ 可选食物

蔬菜类：这个时期还是最好选用碱性蔬菜和海藻类食品，我们可以自由选用胡萝卜、白萝卜、黄瓜、莴苣、马铃薯、藕、海带、大白菜、西红柿、芹菜、蘑菇、木耳、山芋、花菜、豆角、四季豆、大蒜等。同时可以适量食用一些菠菜、韭菜、大豆、荷兰豆、扁豆。

奶类：酸奶、牛奶、炼乳、豆奶、麦片、麦乳精。

谷薯类：最好选用精粮，如精白米、富强粉、精粉面包、面条、馒头、苏打饼干和通心粉。

鱼肉蛋类：相比急性发作期的饮食，这个阶段我们可以适当放宽对嘌呤量的限制。但是如果尿酸浓度有所升高时，我们最好食用低嘌呤含量的蛋、牛奶来补充蛋白质；如果尿酸的浓度相对正常和稳定，我们每周可以食用2~3次如鳝鱼、青鱼、鲈鱼、金枪鱼、龙虾、螃蟹、牛肚、羊肉、鸡肉等嘌呤含量不高的鱼肉类。

油类：最好少吃动物油，平时以食用植物油为主。

✚ 每日食物量计算

假设我们要为身高1.70米、体重63千克、从事中等体力劳动的一位患者安排饮食，他每天每千克体重所需要的热量为30千卡，经过计算，其全日所需的热量约是1900千卡。而后再按照碳水化合物占总热量的60%、脂肪占25%、蛋白质占15%来算的话，那么其所需要的碳水化合物、脂肪和蛋白质分别为290克、52克和70克。折合成食物的量见表8-4。

表8-4　所需食物量

种类	交换份	食物量/克
谷物类	13	325
蔬菜	1	500
牛奶	1.5	250
食油	2	20
鱼肉蛋类	3.5	蛋210或肉175或鱼280

按照早餐1/5、午餐2/5、晚餐2/5的原则来分配的话，三餐可具体按照下面的量来分配，见表8-5。

表8-5　三餐食物分配

三餐	食物/克
早餐	谷类65，牛奶250，蔬菜100
午餐	谷类130，蔬菜200，蛋120或肉100或鱼160，油10
晚餐	谷类130，蔬菜200，蛋90或肉75或鱼120，油10

✚ 推荐食谱

痛风非急性发作期也要合理安排一周的食谱，具体可参考表8-6。

表8-6　一周食谱

三餐	星期一	星期二	星期三	星期四	星期五	星期六	星期日
早餐	凉拌黄瓜 馒头 牛奶	凉拌马铃薯丝 面包片 酸奶	凉拌萝卜丝 花卷 牛奶	醋汁拌海蜇皮 煮鸡蛋 白米粥	胡萝卜丝 苏打饼干 牛奶	黄瓜丝 馒头 豆奶	马铃薯丝 花生米 白米粥

续表

三餐	星期一	星期二	星期三	星期四	星期五	星期六	星期日
午餐	精白米饭 清蒸鲑鱼 紫菜汤	黄瓜木耳清汤 清炒芥蓝 馒头	蔬菜水饺 西红柿蛋汤 炒菠菜	虾仁香菜清汤面 西红柿炒蛋	马铃薯炒肉丝 丝瓜绿茶汤 馒头	精白米饭 洋葱炒蛋 青菜豆腐汤	黄瓜木耳清汤 素包子
晚餐	水氽肉丝 西红柿鸡蛋面	精白米饭 蒜薹炒蛋 紫菜虾皮汤	青椒炒肉丝 白米粥 馒头	精白米饭 鱼香肉丝 海带汤	精白米饭 醋熘白菜 紫菜蛋花汤	水氽鸡肉丝 青菜面	精白米饭 洋葱炒肉 西红柿鸡蛋汤

第

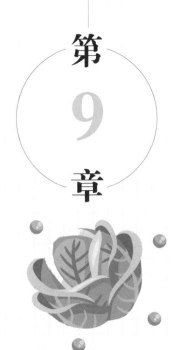

9

章

痛风合并症的
最佳饮食方案

痛风合并高血脂患者的饮食方案

痛风主要是由嘌呤代谢紊乱导致体内尿酸过量，沉积在软骨和关节等部位引起的炎性反应，是仅次于糖尿病的一种代谢性疾病。目前，痛风患者约有3/4的人合并有高脂血症，两者有较高的相关性。而高脂血症主要是由于脂肪代谢运转异常，致使体内一种或多种血脂浓度过高所致，是常见的痛风性合并症之一。

痛风性合并高脂血症患者如果不能够及时就医诊治，会导致病情恶化，严重可引起肾衰竭等多种疾病。为了避免痛风性合并高脂血症患者病情的加剧，建议患者及时就医治疗，同时还应当对饮食进行调整。

✚ 饮食建议

（1）控制热量的摄入量。因为患者摄入过多的热量，会导致体内嘌呤代谢异常，从而使体内尿酸过量，最终引发痛风疾病。

（2）痛风性合并高脂血症患者要控制胆固醇的摄入量。胆固醇的每日摄入量应不超过300毫克。应选用每100克中含100毫克以下胆固醇的食物，少用或者不用100克中含100~200毫克胆固醇的食物，禁止食用100克中含量超过200毫克胆固醇的食物，如蛋黄、鱼子、动物内脏等。

（3）控制饱和脂肪酸的摄入量。痛风合并高脂血症患者应少吃或不吃富含饱和脂肪酸的动物脂肪，如猪油、奶油、奶酪和肥肉等；尽量避免油炸食品和甜食的摄入量；尽量不食用动物脂肪，多食用不饱和脂肪酸，这样可以起到降胆固醇的效果。

（4）痛风性合并高脂血症患者可以适当地多食用一些富含膳食纤维的蔬菜，如胡萝卜、西红柿、菠菜、毛豆、苦瓜、芹菜、海带、苋菜、莴笋等，它们都可以起到降胆固醇的作用。另外，痛风性合并高脂血症患者还应多选用一些富含纤维素的粗粮、谷薯类食物，如燕麦、玉米面、全麦粉等，以达到降低血脂的效果。

（5）禁止烟酒。抽烟会使血中胆固醇和甘油三酯增多，而酒中的乙醇对血脂代谢会产生一系列影响，所以建议痛风合并高血脂患者不要抽烟喝酒。

✚ 推荐食谱

合理的饮食习惯能够对痛风并发高血脂患者起到辅助食疗的效果，表9-1列出了一周的食谱，供此类患者参考。

表9-1　一周食谱

三餐	星期一	星期二	星期三	星期四	星期五	星期六	星期日
早餐	凉拌黄瓜 牛奶 花卷	凉拌芹菜丝 玉米粥 面包片	凉拌萝卜丝 馒头 牛奶	煮鸡蛋 海带丝 白米粥（去黄）	苏打饼干 胡萝卜丝 豆奶	黄瓜丝 馒头 牛奶	煮鸡蛋 马铃薯丝 白米粥（去黄）
午餐	豉香莴笋 精白米饭 紫菜汤	黄瓜木耳清汤 清炒芥蓝 精白米饭	炒荷兰豆 海带汤 精白米饭	黄瓜木耳清汤 素包子	豆芽炒肉丝 油菜汤 精白米饭	清蒸黄花鱼 海带汤 精白米饭	紫菜虾皮汤 蔬菜水饺
晚餐	竹笋炒肉丝 精白米饭 青菜汤	西红柿鸡蛋汤 清炒蒜薹 精白米饭	青椒炒肉丝 精白米饭	紫菜汤 海带汤 鱼香肉丝 精白米饭	油菜鸭血汤 炒荷兰豆 精白米饭	水汆鸡肉丸 油菜面	大葱炒牛柳 木耳芹菜汤 精白米饭

痛风合并高血压患者的饮食方案

高血压是一种常见的慢性疾病，它以动脉血压持续升高为主要临床症状。痛风患者中约有60%合并有高血压，高尿酸血症与高血压可能有相关性。一旦痛风患者合并高血压就会影响尿酸的排泄，导致体内尿酸量持续增多，进一步损害肾脏对尿酸排泄的功能。如果痛风合并高血压患者不及时治疗，还会引发更多疾病。同时建议患者养成合理的饮食习惯有助于疾病的康复。

✚ 饮食建议

（1）痛风合并高血压患者要严格控制钠盐的摄入量。要严格控制腌制品如咸鱼、咸肉、咸菜和火腿的食用，同时还应注意不要摄入太多的酱油和味精。痛风性高血压患者应以每天3~5克钠盐为宜。

（2）痛风合并高血压患者要控制热量的摄取。不要吃得过饱，平时以八分饱为宜，否则会使血管舒张期功能减退，从而导致血压不稳定。另外，还应适当运动，以保持正常体重。

（3）痛风合并高血压患者要控制嘌呤的摄入量。蛋白质来源主要以鱼类、牛奶和蛋类为主。因为鱼类中含不饱和脂肪酸，不仅可以有效地改善血液凝固机制和血小板的功能，进而防止血栓形成，而且还可以起到降胆固醇的作用。因此，痛风合并高血压患者应选用低嘌呤的鱼类食用。

（4）痛风合并高血压患者要控制胆固醇和脂肪的摄入量。禁止食用每100克食物中胆固醇含量大于200毫克的食物，应食用100克食物中胆固醇含量小于100毫克的食物。这样还可以预防动脉粥样硬化和冠心病等。

（5）痛风合并高血压患者应当食用富含镁、碘、锌、钾的蔬菜和水果，不仅可以起到降压的效果，而且还可以促进尿酸的排出。

✤ 推荐食谱

表9-2列出了有关痛风合并高血压患者一周的食谱，供此类患者参考。

表9-2　一周食谱

三餐	星期一	星期二	星期三	星期四	星期五	星期六	星期日
早餐	凉拌萝卜丝 牛奶 花卷	凉拌芹菜丝 面包片 豆奶	凉拌黄瓜 馒头 牛奶	煮鸡蛋（去黄） 海带丝 白米粥	胡萝卜丝 苏打饼干 豆奶	黄瓜丝 馒头 牛奶	煮鸡蛋（去黄） 马铃薯丝 白米粥
午餐	素炒芹菜 紫菜汤 精白米饭	清蒸黄花鱼 青菜汤 精白米饭	冬瓜丸子汤 炒荷兰豆 精白米饭	黄瓜木耳清汤 素包子	西红柿鸡蛋汤 芹菜炒肉丝 精白米饭	黄瓜木耳清汤 清蒸草鱼 精白米饭	水氽鸡肉丝 油菜面
晚餐	竹笋炒肉丝 青菜汤 精白米饭	紫菜蛋花汤 清炒蒜薹 精白米饭	青椒炒肉丝 海带汤 精白米饭	清蒸鲫鱼 紫菜汤 精白米饭	油菜鸭血汤 炒荷兰豆 精白米饭	紫菜虾皮汤 蔬菜水饺	西红柿鸡蛋汤 木瓜烧肉 精白米饭

痛风合并单纯性肥胖症患者的饮食方案

医学研究表明，单纯性肥胖主要是由于机体病理性改变，促使脂肪细胞数目增多、体积增大，脂肪堆积过多，造成体重持续增长，最终导致症状的发生。单纯性肥胖症又被称为原发性肥胖症，也是痛风常见的合并症之一。单纯肥胖症患者前期能够通过高胰岛素来控制血糖含量维持平衡，但是后期由于胰腺合成胰岛素的功能减弱，导致胰岛素不能够维持正常的血糖平衡，最终会诱发糖尿病等多种并发症的出现。单纯性肥胖症患者易存在糖类、脂肪及蛋白质等物质代谢异常，导致痛风高血压、高血脂，因此对于痛风合并单纯性肥胖症患者如果不能够及时有效地控制病情，还会使痛风加剧，并导致其他疾病。

✤ 饮食建议

（1）限制热量的摄入量。痛风合并单纯性肥胖症患者每天每千克体重对热量的摄入量应以20千卡为宜。

（2）痛风合并单纯性肥胖症患者应以植物油为主；可以多吃一些蔬菜类如白萝卜、胡萝卜、海带、西红柿、大白菜、木耳和芹菜等；对于奶类如牛奶、豆奶、酸奶也应适当摄入；还应选用一些精细的粮食如面条、馒头、精粉面包和精白米等；最好选用一些不含嘌呤的蛋白质如蛋类、牛奶等。此外，痛风合并单纯性肥胖症患者对水果也应当有所选择，有的水果中虽然嘌呤含量极少，但热量很高，因此肥胖者应当摄取少量低糖水果如柚子、柠檬等。

（3）采取科学合理的减肥方案，最好不要采用饥饿法来减肥。因为饥饿减肥不但不利于病情的恢复，反而会使血尿酸增高，进而导致病情加重。此外，痛风合并单纯性肥胖症患者应当养成良好的生活习惯，保持心情愉快，加强运动以增强体质。

推荐食谱

单纯性肥胖症大都是因为不合理的饮食造成的，表9-3列举了一些关于痛风合并单纯性肥胖症患者一周的食谱，供此类患者参考。

表9-3　一周食谱

三餐	星期一	星期二	星期三	星期四	星期五	星期六	星期日
早餐	牛奶 馒头 凉拌黄瓜	酸奶 面包片 凉拌马铃薯丝	牛奶 花卷 凉拌萝卜丝	煮鸡蛋 白米粥 海带丝	牛奶 苏打饼干 胡萝卜丝	牛奶 馒头 黄瓜丝	白米粥 煮鸡蛋 马铃薯丝
午餐	紫菜汤 精白米饭 西红柿炒蛋	精白米饭 清炒芥菜 黄瓜木耳清汤	精白米饭 清蒸黄花鱼 西红柿鸡蛋汤	蔬菜水饺 紫菜虾皮汤	精白米饭 炒肉丝 油菜汤	精白米饭 洋葱炒蛋 青菜豆腐汤	素包子 黄瓜木耳清汤
晚餐	青菜面条 水汆肉丝	青菜汤 精白米饭 蒜薹炒蛋	紫菜汤 精白米饭 青椒炒肉丝	海带汤 精白米饭 水汆鱼香肉丝	精白米饭 醋熘白菜 紫菜蛋花汤	水汆鸡肉丝 青菜面条	精白米饭 青椒炒肉丝 西红柿鸡蛋汤

痛风合并糖尿病患者的饮食方案

糖尿病又被称作是“沉默的杀手”，它是常见的痛风合并症之一。它主要以高血糖为特点，是由于遗传因素和免疫功能发生紊乱，导致胰岛功能减退，最终引发的一系列代谢紊乱综合征。高血糖是糖尿病的主要特征，而高尿酸是痛风的主要特征，痛风合并糖尿病患者在饮食上要严格控制糖类和嘌呤的摄入量。因此，合理的饮食习惯对于痛风合并糖尿病患者至关重要。

饮食建议

（1）痛风合并糖尿病患者要严格控制嘌呤的摄入量。患者尽量食用中等嘌呤和低嘌呤的食物，严格控制食用高嘌呤食物，这样有助于病情的康复。

（2）控制碳水化合物。应选用粗、细混合的碳水化合物食用。同时对于精糖的摄取量也要严格控制。另外，还应食用一些富含膳食纤维的食物，可以起到降糖的作用。

（3）痛风合并糖尿病患者要控制脂肪和蛋白质的摄入量。做到以植物脂肪为主，这样不仅有利于降低动物脂肪的摄入量，而且还可预防动脉粥样硬化和冠心病。另外，患者还应选用不含嘌呤的优质蛋白，以每人每日摄取蛋白质不超过65克为宜。

（4）控制胆固醇的摄取。痛风合并糖尿病患者对胆固醇的摄入量每日应小于300毫克。

（5）痛风合并糖尿病患者控制钠盐的摄入量，应保持每日钠盐的摄入量不超过6克为佳。

（6）多食一些含糖量低的水果，不要食用含糖量高的水果。此外，尽量食用含铬的蔬菜，这样有利于促进胰岛素与受体相结合，从而使葡萄糖进入细胞内，可以起到降糖的作用。

推荐食谱

为了能够使痛风合并糖尿病患者有效地通过食疗进行调节，表9-4列出了一周的食谱，供此类患者参考。

表9-4　一周食谱

三餐	星期一	星期二	星期三	星期四	星期五	星期六	星期日
早餐	雪里蕻 花卷 豆奶	凉拌芹菜丝 全麦面包片 牛奶	凉拌黄瓜 白面馒头 豆奶	海带丝 薏米粥 鸡蛋	胡萝卜丝 苏打饼干 豆奶	荞麦馒头 黄瓜丝 牛奶	香拌素三丝 花生米 白米粥
午餐	芹菜炒蛋 紫菜汤 白米饭	清蒸黄花鱼 茼蒿蛋清汤 糙米饭	韭菜炒豆腐丝 西红柿鸡蛋汤 白米饭	黄瓜木耳清汤 素包子	芹菜炒油菜丝 糙米饭	清蒸草鱼 冬瓜汤 白米饭	白菜豆腐汤 韭菜炒鸡蛋 糙米饭
晚餐	竹笋炒肉丝 青菜汤 白米饭	木耳炒菜心 燕麦粥 烙饼	青椒炒肉丝 茼蒿蛋清汤 糙米饭	豆腐白菜汤 清蒸鲫鱼 白米饭	腐竹熘芹菜丝 紫菜蛋花汤 馒头	西红柿鸡蛋汤 素菜水饺	木耳芹菜汤 黄瓜炒肉丝 馒头

第

（10）

章

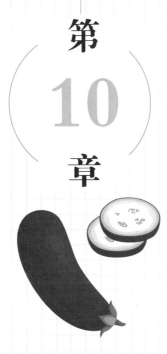

痛风患者的日常
饮食禁忌

酒

✠ 小常识

酒在人们的日常生活中扮演着重要的角色，一直以来都是亲朋好友聚餐和节假日餐桌上的常见饮品。酒分为很多种，常见的有白酒、啤酒、米酒、红酒、果酒、药酒等，此外还有很多"远赴重洋"而来的白兰地、威士忌等洋酒。酒里面含有很多乙醇，有些酒例如啤酒和葡萄酒中含有大量的嘌呤。

✠ 对痛风的影响

酒里面的乙醇会刺激人体内的乳酸增加合成量。它还会影响肾脏正常排泄尿酸的功能，进而在泌尿系统内形成结石。另外，啤酒和葡萄酒等酒品中的嘌呤则会使人体内的血尿酸值升高，从而引发痛风。因此，酒并不适合患有痛风的朋友饮用，最好戒掉。如果不能在短时间内完全戒酒，可以先选择一些不含嘌呤的白酒、威士忌或者白兰地等少量饮用，然后为了自己的健康逐渐把酒戒掉。

狗肉

✠ 小常识

狗肉在民间有较长的食用历史。狗肉味香，所以它在某些地区又被称为"香肉"，还有些地方把它叫做"地羊"。狗肉中的蛋白质含量很高，而且蛋白质的质量非常好，尤其是球蛋白比例很高，可以增强机体的抗病能力。另外，狗肉对于治疗老年朋友的四肢厥冷、精神不振、尿溺不尽有很好的效果；冬天时常食用狗肉还会增加老年朋友的抗寒能力。

✠ 对痛风的影响

狗肉属于温补性食品，里面含有很多的嘌呤，因此痛风患者不适合食用狗肉。

鹅肉

✠ 小常识

鹅肉是餐桌上时常出现的一种肉类，它的味道鲜嫩、清香不腻。鹅肉中还含有人体成长发育所需的多种氨基酸，并且由于它的蛋白质含量高，从生物学价值方面来看，它是全价蛋白质，而且是优质的蛋白质。鹅肉中的脂肪含量低，不饱和脂肪酸含量高，对人体健康有利。

✠ 对痛风的影响

鹅肉具有许多优点，然而它不是痛风患者适合食用的食物。从中医角度讲，鹅肉属于"发物"，会引发痼疾。痛风患者属于体内有湿邪的人群，特别是急性发作的痛风患者属于中医所说的"热痹"证。此外，鹅肉中的嘌呤含量和胆固醇也很高，因此痛风患者应该禁食鹅肉。

杏

✣ 小常识

杏酸甜可口，果肉厚而多汁，是夏初重要的水果之一。杏里面的营养物质也很丰富，例如它含有多种有机成分和人体需要的维生素和无机盐，例如蛋白质、粗脂肪、糖类、磷、铁、钾等。

✣ 对痛风的影响

杏属于温热性食物，容易使人上火。我们先人从经验得出食用杏子过多会伤筋骨、生痰热、发疮痈。因此，痛风患者不适合食用杏。

动物内脏类

✣ 小常识

动物内脏是指市场上出售的各种动物的肝、胆、心、肺、肾、胃、肠等。它们具有不同的功能，分别属于动物身上不同的器官，而且含有的营养成分和口感也不尽相同。人们根据自己的口感偏好和身体所需的营养成分，纷纷到市场上购买不同的动物内脏，丰富自己的餐桌，给身体补充营养。

✣ 对痛风的影响

动物内脏含有大量的嘌呤。而痛风发病的原因就是体内嘌呤代谢紊乱，造成嘌呤代谢产生的尿酸水平升高，从而沉积在关节部位并引发了痛风性关节炎。不过并不是食用动物内脏后就容易患上痛风，但是患有痛风的人食用动物内脏后容易引发痛风。动物内脏这类嘌呤含量高的食物不适宜作为痛风患者的饮食。

鱼子等海产品

✣ 小常识

随着生活水平的提高，鱼类、虾类、贝壳类以及鱼子、鱼干等水产品类食物在饭桌上出现的次数越来越多，可是很多水产品中含有大量的嘌呤。

✳ 对痛风的影响

我们知道嘌呤使人体内的血尿素升高，容易诱发痛风。而鱼子、沙丁鱼、凤尾鱼中的嘌呤含量很高，因此痛风急性期的患者朋友不应该食用这些鱼类，而慢性期的患者朋友则可以根据自己的情况少量食用。此外，紫菜、海带、龙虾、金枪鱼、牡蛎等水产品中的嘌呤含量低，痛风患者朋友可以适当食用。

果汁

✳ 小常识

我们经常饮用的果汁包括果浆、果肉饮料、果汁饮料、果粒果汁饮料、水果饮料、果汁等几个大类。这些饮料营养很丰富，口感颇佳，受到了很多人的喜爱，也是人气颇高的日常饮品。

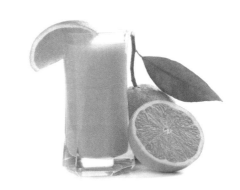

✳ 对痛风的影响

果汁中含有丰富的果糖，这种物质进入人体之后会产生尿酸，从而使体内的尿酸浓度增加，这样就会影响嘌呤的正常代谢。由此可见，痛风患者应该慎喝果汁类饮料，以免给自己的身体带来不良影响。

火锅

✳ 小常识

美味可口、营养丰富的火锅是很多朋友喜爱的饮食。火锅的食材非常丰富，有牛羊肉类、鸡鸭鱼肉类、各种海鲜、贝类食物，还有动物的内脏，以及各种各样的蔬菜。可以说，一顿火锅几乎可以囊括全部的食材。吃火锅不分季节和时令，虽然很多朋友喜欢在冬天吃火锅，但即使在炎热的夏天，钟爱火锅的朋友照样能够吃得热火朝天。

✳ 对痛风的影响

食材丰富、营养成分含量高的火锅却不适合痛风患者。这是因为涮火锅时用到的这些食材，例如动物内脏、豆制品、香菇、贝类等都含有大量嘌呤，并且火锅汤底的嘌呤含量更高，所以吃一次火锅摄入的嘌呤量要比一顿正餐摄入的嘌呤量高出10倍，甚至是数十倍。大量嘌呤会引起痛风，因此痛风患者应该禁食火锅。

浓茶

✥ 小常识

茶自古以来就是我国的传统饮品，深受人们的推崇和喜爱。一些名贵的好茶还是人们馈赠亲朋好友的首选佳品。茶的品种很多，而且口感各异，每个品种都有固定的消费群体，口碑颇佳。此外，茶还可以提神，因此也成为很多上班族喜爱的饮品。沏茶的时候，放入的茶叶量不同，沏出来的茶的味道也不同。有些人喜爱清茶，有些人则偏爱浓茶。

✥ 对痛风的影响

茶中含有茶叶碱，其分子结构都是甲基嘌呤，在人体内代谢生成甲基尿酸盐，其分子结构不同于尿酸盐，故目前认为禁止痛风患者饮茶缺乏充足的科学依据。虽然说痛风患者可以饮茶，但是不要过量，要有一个度。痛风患者可以适量饮用清茶，因为清茶呈弱碱性，因此适量饮用之后还能够起到碱化尿液，促使尿酸排出体外的作用。

肉汤

✥ 小常识

肉汤不仅味香鲜美，而且营养价值也很丰富，一直以来都被看做是滋补身体的佳品。很多家庭也把肉汤作为餐桌上的常见菜肴之一。此外，肉汤的做法也有很多，喜爱喝汤的人们创造出了很多既营养又美味的肉汤做法，极大地丰富了我们的饮食。

✥ 对痛风的影响

肉汤中的嘌呤含量比较高，这些嘌呤的含量要远远高于肉类本身的嘌呤含量，因此喝肉汤以后会直接导致人体内的嘌呤代谢异常，非常容易诱发痛风。特别是猪肉汤中的嘌呤成分尤其高，因此痛风患者应该禁食肉汤。

奶油蛋糕

✥ 小常识

奶油蛋糕香甜可口，是很多人钟爱的一种甜食。但是奶油蛋糕含有较高的胆固醇和脂肪，不适宜减肥人群食用。

✥ 对痛风的影响

奶油蛋糕中较高的糖类和脂肪含量会影响嘌呤代谢，增加尿酸含量，从而提高痛风发作的概率。所以，痛风患者最好不吃奶油蛋糕。

157

酸奶

小常识

酸奶是生活中常见的一种饮品，口味酸甜，口感丰富。酸奶中的乳酸菌能够促进消化、美容养颜，因此深受人们欢迎。

对痛风的影响

酸奶中含有丰富的乳酸，会影响尿酸的排泄。此外，酸牛奶的嘌呤含量略高于牛奶，不利于痛风患者的病情，所以痛风患者食用酸奶时要适量。

油炸食品

小常识

油炸食品口感酥脆，受到很多人的喜爱，像炸春卷、炸丸子，以及快餐里的炸薯条、炸鸡等都属于油炸食品。但是油炸食品也包含一些致癌物质，不建议经常食用。

对痛风的影响

油炸食品中的脂肪含量高，会阻碍尿酸的排泄，从而导致痛风患者的病情加重。因此痛风患者最好不吃或少吃油炸食品。

方便食品

小常识

方便面、速冻水饺、罐头等都是生活中十分常见的方便食品，因为食用方法简单、口味丰富、易携带、方便储存等特点，方便食品有着广泛的“人缘”。

对痛风的影响

方便食品一般都含有较高的脂肪、盐分和油脂，如果经常食用，容易患高血压、高血脂等疾病，还会损害肾脏，不利于痛风患者的身体健康。

腌菜

小常识

腌菜是一种通过大量的盐和其他调味品所保存下来的蔬菜食品，人们平常爱吃的辣白菜、腌萝卜、榨菜等都是腌菜的一种。

✠ 对痛风的影响

腌菜经过发酵后，含有较高的嘌呤，而且腌菜中的盐分含量高，容易抑制嘌呤的排泄，不利于改善痛风患者的症状，所以痛风患者最好少吃或不吃腌菜。

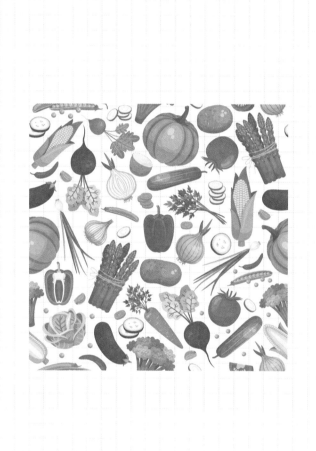

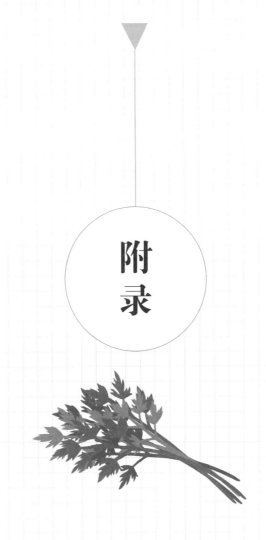

附
录

配合痛风食疗的
最佳中医疗法

按摩疗法

按摩疗法是我国民间常用的一种物理疗法，而且适应证非常广泛。这种治疗方法主要是按摩者利用自己的双手或者身体的其他部位，在被按摩者身体的特定部位或者穴位施行一些操作手法，来达到治病、防病、促进身体健康的效果。痛风同样可以利用按摩的方法来进行治疗。

治疗痛风的按摩方法效果比较明显，方法比较简单，下面就给大家介绍一下。

首先用左手握住患者的右脚踝，把中指勾在昆仑穴，接着中指和拇指一起按摩昆仑穴。然后稍微抬起患者的右脚，右手握成拳并用拳尖和拳背敲打飞扬穴。与此同时按摩昆仑穴远端，这样可以起到很好的引血下行的效果。在这个过程中，患者通常会感到强烈的疼痛，因此按摩者应该控制自己的力度，不应该用力过大。敲打10~20下以后，再换另一侧用相同的方法敲打10~20下，休息片刻后再两只脚轮流着敲击一次。

此外，还有其他按摩方法，例如可以先按昆仑穴，再按膻中穴，然后是内关穴和心包经的其他穴位，最后敲打一下胆经。通过按摩疗法可以有效地缓解痛风的发作。

针灸疗法

针灸是我国一种传统的疾病治疗方法，是针法和灸法的合称。这种方法不仅方便、经济，而且安全有效。中医认为经络是人体结构中非常重要的组成部分。纵行为经，横行为络。经络遍布人体，担负着为全身输送气血和营养的重任。在经络循环往复的线上，那些经络输注营养的部位就是穴位。

中医中的针灸疗法就是通过针灸这些部位，来调节器官的气血，从而激发其内在的抗病能力。因此，针灸可以疏通经络并活血止痛，并有效缓解痛风时的疼痛症状。

针灸治疗痛风的时候，穴位的选择非常重要。可以将所选取的穴位分为主穴和配穴两部分，另外主穴和配穴分别分成以下两组。

主穴分为：①足三里、阳陵穴、三阴交；②曲池。

配穴分为：①内踝侧（太溪、太白、大敦），外踝侧（昆仑、丘墟、足临泣、束骨）；②合谷。

如果痛风症状出现在下肢，那么选取穴位的时候就要选择第一组；如果症状在上肢，那么就要选取第二组穴位。针灸时以主穴为主，并根据部位加上配穴进行诊治。用1~1.5寸的28号毫针刺入穴位，得气后利用捻转提插补泻的手法进行诊治。处于急性期的痛风可以用泻法，而恢复期则可以用平补平泻法来针灸，针停留穴位30分钟，同时每隔10分钟就要行一次针。每天或者每隔一天针灸一次，7~10天为一个疗程，疗程之间的间隔在3~5天。

通过针灸治疗，可以减轻痛风的痛苦症状，但是不能够作为治疗痛风的主要方法，在用针灸治疗痛风的同时不要放弃其他方式的治疗。

沐浴疗法

沐浴疗法是指在水中或者药液中治疗疾病的方法。常见的沐浴疗法有冷水浴、热水浴、温水浴、药水浴、温泉浴、蒸气浴等多种方法。现在已经有很多人将沐浴疗法作为治疗痛风的重要疗法之一。这种疗法可以扩张血管，疏通循环，非常有利于关节活动。痛风患者还可以在医生的建议下使用药物进行沐浴治疗，这样可以起到很好的治疗效果。

在这些沐浴疗法中，温泉疗法最受推崇。温泉水受地热形成，其温热程度能够促进血液循环，加快新陈代谢，舒筋活血，还可以消除疲劳。而且温泉水中的化学物质还会进入体内，对神经末梢产生影响，从而起到治疗痛风的效果。但是同时患有高热、贫血、急性病等病症的痛风患者不适合使用温泉浴进行治疗。

需要注意的是，痛风患者在选择沐浴疗法的时候，水温应该控制在37～38℃，并且洗澡的时间应该控制在20分钟左右，患者朋友感到舒适或者微微出汗为止。另外，不要在空腹或者刚刚进食完后使用沐浴疗法，最好选在饭后一个小时之后，或者每天晚饭后睡觉之前利用这种方法。此外，除了夏季之外，老年患者朋友可以每个星期使用沐浴疗法1次，而中青年患者则每个星期使用沐浴疗法2次。老年痛风患者朋友在沐浴的时候应该由家人陪同，这样可以防止因为地面太滑而摔倒，或者由于通气状况不好而出现眩晕、胸闷、心悸等情况时能够得到及时的救治 。

体育疗法

体育运动可以有效地预防痛风症状。适当而合理的体育运动在增强体质的同时，还能够有效地缓解关节疼痛，同时防止关节挛缩和肌肉废用性萎缩。不过痛风患者需要根据自己的具体情况来进行锻炼。处于痛风急性期的患者不适合运动，而处于缓解期的患者则可以通过运动来缓解病情。另外，运动除了能够预防痛风发作之外，还可以减少内脏的脂肪，以及减轻胰岛素的抵抗性。

适合痛风患者的运动形式主要有散步、打太极拳、匀速步行、骑自行车、游泳或者跳健美操等，其中步行、游泳和骑自行车对痛风患者来说是最适合的运动方式。痛风患者在运动的时候，需要遵循循序渐进的原则，持之以恒地坚持运动锻炼，但是运动量不要过大，时间也不应过长。

此外，痛风患者要远离剧烈的体育运动，例如跳跃、打球、爬山以及旅游等，以免使身体大量出汗，而血容量、肾血液量和尿素排泄量减少，从而出现尿酸血症。只要运动方法得当，痛风患者通过运动就可以达到减缓病症的目的。

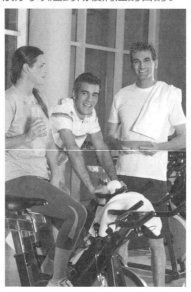

娱乐疗法

娱乐疗法就是利用娱乐活动陶冶性情，促进身心健康。比如，唱歌、看电影、看电视、跳舞、玩游戏，或者下棋等，这些活动都可以调节人们的心情，使人心情愉悦，利于身体健康，可以有效地辅助治疗疾病。

近年来，娱乐疗法越来越受到青睐，同时也得到了大力的推广。现在，人们已经将娱乐疗法分为几大类，常见的有以下几种。

喜剧疗法：经常观看喜剧，能够使人开怀大笑，从而放松神经，赶走阴郁的情绪，使人的心理达到平衡。因此，喜剧具有很好的调节身心的作用。

风筝疗法：风筝是我国一种传统的娱乐活动，历史上很多长寿的老人都是喜欢放风筝的人。

笑话疗法：在我国有一句流传很久的话，那就是"笑一笑，十年少"。笑不仅能够舒缓神经，而且还可以加快血液的循环，让疲劳感消失殆尽，非常有助于身体恢复健康。

除了以上介绍的几种方法以外，钓鱼疗法、下棋疗法、赏花疗法、观鱼疗法、书法疗法等也是常见的娱乐疗法，并且同样起着重要的效果。痛风患者承受着巨大的生理痛苦，通过参加娱乐活动，可以使心情变得快乐，从而能够使焦虑、不安、紧张等不良情绪消失。心情的愉悦则有利于痛风症状的减轻，因此娱乐疗法能够起到很好的辅助治疗痛风症状的效果。

心理疗法

心理疗法在我国已经有很长时间的历史了。心理疗法的方式多种多样，我们可以根据患者的情况采用不同的方法来进行诊疗。

痛风患者通常心情比较焦虑，因此可以利用音乐来缓解他们的情绪，消除其紧张感，以达到治疗的目的。痛风患者可以多听听音乐，使整个身心得到放松。音乐的旋律、速度、音色和音调不同，因此听众听后的反应也不尽相同，或兴奋或抑制，从而达到治疗的效果。

痛风还可以利用养心的心理疗法进行治疗。这种方法以调身、调息和调心为核心，使痛风患者的病症得到缓解。

认知疗法也是治疗痛风病症的心理疗法之一。很多情况下，痛风患者之所以感到焦虑，是因为对自己的病情不了解，因而变得紧张不安。如果将病情以及相关的痛风常识告诉患者，让其对这种疾病有所了解，就能够在一定程度上减轻患者的焦虑和不安感，也可以使患者更好地主动配合治疗。

还有一种心理疗法就是放松法。患者可以学习有意识地控制或者调节自己的心理和生理活动，达到唤醒机体的目的，使因为紧张或者刺激而紊乱的功能逐步恢复正常。

通过以上几种心理疗法，痛风患者可以调节自己的神经系统功能，进而影响机体各方面的功能，以达到缓解痛风症状的效果。

起居疗法

起居疗法是指通过科学合理的生活方式来达到维持健康和治疗疾病的目的。起居疗法对于痛风患者来说非常重要。因为有规律的生活，能够使机体处于最佳状态，是痛风患者控制自身病情的重要前提条件，所以痛风患者需要根据自身的情况制定合理的起居时间。以下是痛风患者在制定生活起居的时候应该遵循的原则。

首先，要做到定时，也就是起床、饮食、运动和睡眠都要定时。一日三餐要定时，并且通常在餐后30分钟或者一个小时后适量运动，这个时候饮食已经逐渐被消化吸收，血尿酸升高了，而运动则有利于人体对血尿酸的利用，从而使之降低。餐后立即运动会影响人体对食物的消化吸收，可是空腹运动又容易引发低血糖。另外，要保证睡眠时间，一般情况下，每天保证8个小时的睡眠时间就可以了。

其次，要做到定量，即进食要定量，运动要定量。可以给自己制定一个锻炼身体的计划，选择适合自己的运动，每天进行20分钟或者30分钟的锻炼，但是也不要让自己过于劳累，同时要长期坚持，不可半途而废。

再次，要讲卫生。痛风患者的身体长期处于代谢紊乱的状态，身体免疫力差，另外，自身的高血尿酸环境会容易受到细菌、病毒的侵害，患上感冒、肺炎等症状。这不仅难以治愈，而且还会加重痛风患者的病情，严重的还会引起并发症。因此，痛风患者需要讲究卫生，时常换洗衣物，经常洗澡，来降低感染疾病的可能。

最后，要戒烟戒酒。饮酒会使血脂增高，导致脂质代谢紊乱，而且饮酒还会使血尿酸在肝脏内的合成量降低，长期饮酒则会导致肝硬化和脂肪肝。吸烟会使交感神经兴奋、心率加快、血压升高，还会使冠状动脉和下肢小动脉的痉挛导致缺氧缺血，从而诱发下肢血管病变和心绞痛。因此，痛风患者需要戒除烟酒。

痛风患者需要养成良好的起居生活习惯，同时配合适当的疗法，才能够缓解病情。